痛みがとれる！
血圧が下がる！
認知症予防！

奇跡の腰浮かせ

整体師
リラクゼーションサロン 御影フィール院長
鄭 信義
〈チョン・シニ〉

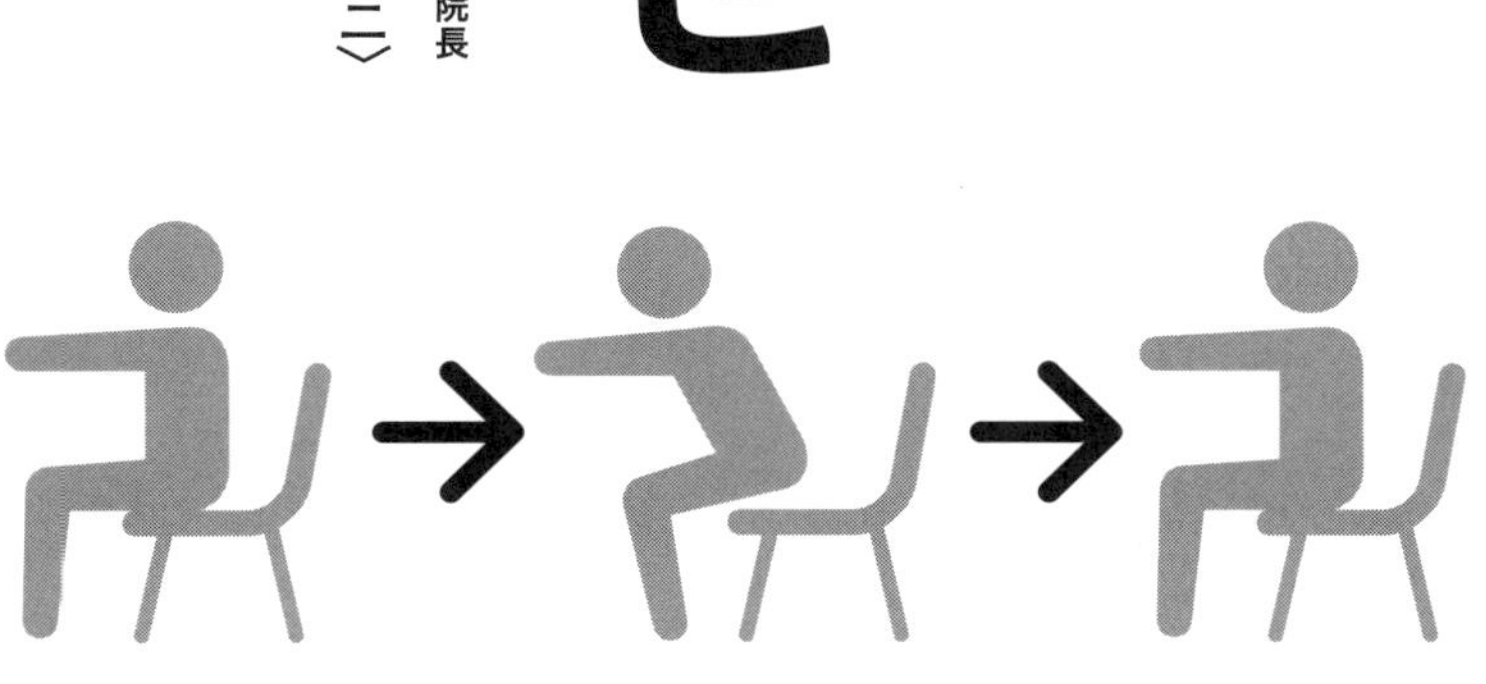

講談社

はじめに

「寝たきりになりたくない」「認知症になりたくない」、そう願っている方は多くいらっしゃると思います。そんな方々に朗報です。腰を一瞬浮かせるだけの世界一簡単な体操を毎日行うだけで、将来、寝たきりや認知症になるのを予防できます。

僕は整体師として、14年間で延べ2万人以上の患者さんの痛みを改善してきました。自分の整体院だけでなく、ご縁をいただいて5年ほど前からは地元神戸のデイサービス（介護老人福祉施設）でも、寝たきり予防を目的に施術しています。ですから、高齢の方に接する機会がとても多いのです。そこでは「足腰の筋肉さえしっかりしていたら、もっとご自分の足で自由に歩けるのに、もっと人生が豊かになるのに」と、悔しい思いをすることがよくありました。足腰の筋肉がしっかりしていたら生活の質（QOL）がぐんと高くなります。介助なく自分の足でどこにでも行け、誰かの役に立つことができ、生きる意欲がわきます。でも、正直なところ、整体だけでは筋力の低下を防げないことは身をもって知っています。

そこで、足の筋力の低下を防ぐのにどこが重要かと考えたところ、とくに太ももの前側にある筋肉を鍛えることだと気づきました。

じつは、太ももの前側の筋肉はらくに鍛えることができます。冒頭で述べた世界一簡単な腰浮かせを毎日3セットするだけでいいのですから、まさに奇跡のような運動です。しかも、腰を浮かせることを繰り返すだけで、筋肉ばかりでなく骨や関節にも作用し、メンタル面ではやる気や生きる意欲がよみがえります（42ページ参照）。このことから僕は、腰浮かせを「よみがえり体操」と名づけました。本書の中でもそう呼んでいます。この運動で、わずか1年の間に当院の患者さんをはじめ100人以上の方々を元気にすることができました。40～60代の患者さんたちからは、次のようなうれしい報告を受けました。

- **慢性の腰の痛みが改善した**
- **持病の慢性的な膝の痛みが軽減した**
- **慢性の股関節《こかんせつ》痛が軽くなった**

・体重が減少した
・身体が動きやすくなった
また、20代や30代の若い世代の人からも、
・1ヵ月で2～3kgやせてダイエットに成功した
・ひどいむくみが改善した
・冷え性が改善した
などとたくさんの喜びの声をいただきました。

それから、この「よみがえり体操」を2015年5月から、神戸のデイサービスで看護師さんの管理のもと、要介護と要支援の人に毎日行ってもらったのですが、その結果、1ヵ月後には、次のような驚くべき効果が現れました。

・車椅子を使っていたが、杖《つえ》で歩けるようになった
・手すりを使わなくても、歩けるようになった
・トイレに行くのに介助が必要だったが、介助なしで一人で行けるようになった

・足腰がしっかりしたのを自覚できた
・睡眠薬がなくても眠れるようになった
・高血圧が改善した
・認知機能が向上した

この方たちの年齢は68〜96歳で、平均年齢は89・5歳です。なかには、週2回しか行わなかった方もいましたが、それでも高血圧の改善や体重の減少、歩きやすくなったといったうれしい効果が報告されました。

また、脳梗塞《のうこうそく》の後遺症で右半身の一部が麻痺《まひ》している96歳の方は、「よみがえり体操」を毎日続けたら、筋肉の増大、血圧の安定、認知機能の向上が見られました。この場合も、筋肉、血圧、認知機能がよみがえったのです。

このように「よみがえり体操」は筋肉がよみがえるだけでなく、脳機能や血圧にも作用することが確認できました。

家族に介護の負担をかけたくないと思っている人は、ご自分で「よみがえり体操」をやってください。将来、家族の介護が心配な人は、ぜひ、ご両親やパートナーにこの運動をやってもらってください。

実践してくださった方々を通じて、たとえ病《やまい》を得たり痛みを抱えていても、与えられた命を全《まっと》うしようとする姿は尊く、それはまた、生まれてきた者の使命とも確信しました。人間の身体にはいくつになっても生きようとする力が備わっていることも再確認できました。筋肉は何歳になっても鍛えられるのです。

本書では、できるだけわかりやすく説明しながら、腰浮かせの「よみがえり体操」や「よみがえりストレッチ」のやり方も丁寧に紹介していきます。

一人でも多くの方の健康維持に役立ち、日本中にいつまでもご自分の足で歩ける高齢者の方々が増えてくれれば、僕は幸せです。

２０１６年８月

リラクゼーションサロン　御影フィール院長　鄭《チョン》　信義《シンニ》

◉目次

第２章　「よみがえり体操」で奇跡が起きた理由

第3章 もっと身体がらくになる！ 症状別「よみがえりストレッチ」

第4章　お悩み解決！「よみがえり体操」Q＆A

痛みがとれる！　血圧が下がる！　認知症予防！

奇跡の腰浮かせ

腰浮かせ＝「よみがえり体操」は
こんな人におすすめ！

▶**足腰に自信のない人**→自分でやる

足腰の筋力を効率的にパワーアップできるので、丈夫な足腰をつくれる。

▶**膝や股関節《こかんせつ》に慢性の痛みがある人**→自分でやる

慢性痛を引き起こしている膝や股関節周辺の筋肉を鍛えられるので、痛みが軽減する。

▶**寝たきりになりたくない人**→自分でやる

太ももの前側の筋肉を鍛えることで、転倒による寝たきりを予防でき、いつまでも自分の足で歩ける。

▶**親やパートナーの介護が心配な人**→一緒にやる

生活習慣の中に取り入れることで転倒や寝たきり、認知症も予防し、血圧降下作用があり睡眠薬も手放せる。

▶**ダイエットしたい人**→自分でやる

太ももの前側の筋肉は人体最大なので、この筋肉を鍛えると体脂肪が燃焼し、やせやすい身体になる。

▶**足のむくみや冷え性に悩んでいる人**→自分でやる

運動によって下半身の血流が改善されるので、むくみや冷え性が解消する。

第1章

世界一簡単な「腰浮かせ」とは？

「よみがえり体操」は足腰を鍛えられ、痛みも改善できる

「はじめに」（3ページ）でも述べたように、腰を浮かせるだけの「よみがえり体操」を考案したきっかけは、高齢者の寝たきり予防が目的でした。高齢になると身体を動かさない人が増えますが、身体は意識して動かさないと次第に動けなくなってしまいます。そこで試行錯誤して生まれたのが、とっておきのこの運動です。

「よみがえり体操」は椅子に浅く座った状態から、腰をちょっと浮かせて、腰を元の位置に戻すのを繰り返すだけという、とても小さな動きのシンプルな運動です。そのため、高齢者でも面倒くさがり屋さんでも無理なく、らくらくできます。このように誰でもできて世界一簡単な運動なのに、その効果は正しいスクワットに相当するほど大きいのです。なかでも、足腰を鍛える効果と慢性の痛みを改善する効果は顕著であり、考案した僕でさえ驚くほどでした。

高齢者では足腰を鍛えることは転倒予防につながります。転倒を予防することはと

ても大事で、寝たきりも防げます。結果として認知症の予防にも通じます。腰を浮かせるだけの「よみがえり体操」なら、正しいスクワットと違って後ろに転倒する心配がありませんから、足腰の弱った人でも安心して鍛えられます。さらに、膝関節に負荷（圧力）がかからないので変形性膝関節症《へんけいせいしつかんせつしょう》の人でも痛みなく鍛えられます。

また、最近は高齢者だけでなく20代の若者や30代の働き盛りでも、慢性の腰痛など下半身に痛みを抱えた人が急増しています。「痛みがあるから運動しない」という人は多いのですが、じつは運動したほうが慢性の痛みは改善します。「よみがえり体操」は決して高齢者だけに効果があるわけではありません。若い世代にも効力を発揮しますから、腰などに慢性痛のある人はぜひ行ってみてください。今は痛みがない人でもこの運動を習慣にすれば、足腰が鍛えられるので疲れない身体をつくれます。

いかがですか？　ここまで読んだみなさんなら、今すぐ「よみがえり体操」をやってみたいと思ったのではないでしょうか。

この第1章では、とにかくその効果を実感していただけるように、「よみがえり体操」の効果の秘密とやり方について、具体的に紹介していくことにしましょう。

慢性の腰痛や股関節痛、膝痛で悩んでいませんか？

あなたは慢性の腰痛、股関節痛、膝痛などで悩んだ経験はありませんか？　もしかしたら、今、まさに痛みに顔をゆがめているかもしれませんね。そうであれば、46ページで紹介する「よみがえり体操」を始めてください。腰や股関節、膝などの慢性痛の改善に効果がありますから、痛みがうそのようにらくになります。

さて、「よみがえり体操」についてお話しする前に、ぜひ知っておいていただきたいことがあります。それは、「なぜ、痛くても運動したほうがいいのか」という、運動の必要性についてです。

私たちの身体の運動機能をつかさどっているのは骨、関節、筋肉です。残念なことに骨、関節、筋肉は、加齢によってさまざまな老化現象を引き起こします。

その中でも、筋肉にスポットを当ててみましょう。筋肉は、加齢とともに筋力の低下が起こります。筋力が低下すると日常生活でできないことが増えたり、慢性的な痛みが発症しやすくなります。最も身近でわかりやすい例は足の筋肉です。足の筋力が低下すると大股で歩けなくなり、歩くスピードも遅くなります。50歳以上の人では、実感しているのではないでしょうか。また、腰や足などに慢性の痛みが出るのも老化が一因です。

筋力の低下予防には、今ある筋肉量を減らさないことが重要です。そのためには筋肉を鍛えるしかありません。そして、筋肉を鍛えるには、運動が不可欠なのです。

ですので、筋力の衰えを実感しやすい50歳からの慢性痛には、「痛いから動かさない」のではなく、「痛いからこそ運動する」という考え方を身につけてください。

では、どんな運動でもすればいいのかといえば、それは違います。大事なのは慢性痛を引き起こしている部分に負担をかけない運動を選ぶことです。僕が「よみがえり体操」をおすすめする理由はここにあります。この運動は、腰や膝に負担をかけずにできますから、痛みが強くなるような心配はありません。むしろ、運動によって、慢性痛を引き起こしている原因周辺の筋肉が鍛えられますから、身体を支えられるようになり関節の負担も減って痛みがどんどん軽減します。

しかも、最新の研究では、長引く慢性痛の原因は脳にあることもわかってきました。身体に痛みがあると神経から脳に伝わりますが、脳には「痛みの回路」を鎮《しず》める仕組みもあります。しかし、「もっと痛くなったらどうしよう」などと痛みへの強い恐怖心が起こると、次第にこの仕組みが働かなくなってしまいます。すると、本来の痛みはおさまっているにもかかわらず痛みを感じるため、身体を動かさなくなります。

慢性痛には、このような「幻の痛み」があります。そこで「痛みの回路」を鎮める仕組みを再稼働させるには、脳のリハビリが必要になります。「よみがえり体操」なら痛みが強くなるようなことはないので、脳のリハビリにもぴったりです。身体を動かしても痛くならないという安心感が痛みの恐怖を取り除き、慢性痛は改善します。

また、今は痛みがない人でも、運動を生活習慣の中に取り入れることはとても大事だと考えています。いくつになっても颯爽《さっそう》と歩きたいなら、今すぐ筋力アップを始めましょう。筋力をアップさせるには筋肉を鍛えて増やさなければなりません。それにも「よみがえり体操」は有効です。筋肉量が増えるだけでなく、骨量が増えたり、関節がスムーズに動くようになる効果もあります。

身体をかばい過ぎてはいませんか？

年を重ねると、身体のどこかしらに慢性の痛みを抱える人が増えます。それを証拠に、整形外科の外来や整骨院などはご高齢の人でいつもいっぱいです。

多くの人は腰が痛い、股関節が痛い、膝が痛いなどと慢性的な痛みを抱えると、身体をかばって運動しなくなります。僕の患者さんたちも同様です。

しかし、その結果、図1（22ページ）のような悪循環が生じます。身体に痛みが生じると身体をかばうようになり、運動しなくなりますから筋力が低下します。痛みに敏感になり痛みが増したように感じられ、「もう一生治らないかも」と絶望感に襲われ、自宅に引きこもるようになってしまいます。

痛みを恐れて身体を動かさないことは、寝たきり状態や認知症を招く大きな要因です。すでに述べたように、僕はご高齢であっても積極的に運動することはとても大事だと思っています。

図１　身体をかばい過ぎてはいけない

身体に**痛みが生じる**と

↓

「動くと痛みが強くなるから」と**身体をかばう**

↓

運動が恐怖になる

↓

筋力が低下する

↓

痛みに対して神経が過敏になり、
さらに痛みが増加したように感じる

↓

「もう一生治らないかも」と**絶望感**が強くなる
（フレイル→102ページ参照）

↓

自宅に**引きこもり**、さらに身体をかばって動かさなくなる

↓

筋力の低下が加速する（サルコペニア→97ページ参照）

↓

身体を動かさないのではなく、**動けなくなる**（ロコモ→96ページ参照）

↓

寝たきり状態になってしまう

↓

認知機能が低下する

↓

認知症発症★

足腰が弱っていませんか？

最近、少し歩いただけで足腰に疲れを感じたり、階段の上り下りがつらくなってきたりしていませんか？　そんな人は、足の筋力がかなり低下しています。足の筋力の低下は転倒のリスクが4倍以上に跳ね上がるといわれていますから、要注意です。

足の筋力が低下すると、股関節や膝が十分働けなくなり、足が上がりにくくなります。そのため歩幅が狭くなってしまいます。歩幅が狭くなるとバランスが悪くなりますので、バランスを保つために無意識のうちにすり足で歩くようになってしまいます。すり足で歩くと、階段や段差の多い戸外だけでなく、家の中にも危険がいっぱいです。少しの段差はもちろんのこと、布団《ふとん》やカーペットのへりなど思わぬところでつまずき転倒します。たかが転倒と侮《あなど》ってはいけません。

とくに高齢者は、ちょっとの転倒でも大きなけがにつながります。女性の場合は加齢によって骨密度が減少しますから、骨粗鬆症《こつそしょうしょう》になっている人もたくさんいます。

骨粗鬆症の人の場合、転倒しただけでも簡単に骨折してしまいます。運が悪ければ、腰や足といった下半身の骨折になります。上半身の骨折と異なって、下半身の骨折はやっかいです。自分で立ち上がったり歩くことが困難になるからです。

骨折後、骨が元の状態にまで完全に回復する高齢者は全体の2割ほどで、残りの8割の人は元の状態まで戻るのが不可能といわれています。しかも、実際には5割以上の人が、日常生活で介助が必要になるという説もあります。介助が必要になると、やがては要介護に進んでしまいます。

厚生労働省が発表した平成25年度の「国民生活基礎調査の概況」によると、骨折・転倒は、要介護度別にみた介護が必要になったおもな原因の第4位に入ります。

要介護にならないためには、転倒しないように筋力の低下をくい止めることが重要だとおわかりいただけたでしょうか。

太ももの前側を鍛えるしかない！

転倒予防や腰痛、膝痛の改善にはどこを鍛えたらいいかと考えた結果、太ももの前側にたどり着きました。

図2（26ページ）の上の図を見てください。この筋肉は専門的には大腿四頭筋《だいたいしとうきん》（大《だい》腿直筋《たいちょくきん》、外側広筋《がいそくこうきん》、内側広筋《ないそくこうきん》、中間広筋《ちゅうかんこうきん》の4つ）と呼ばれ、股関節から膝関節の上まで広がっています。さらに、下の図を見てください。なかでも中間広筋が、足の長い骨である大腿骨を抱え込んでいるのがわかります。この筋肉は深部にあって太ももの正面からは見えませんが、膝関節を曲げたり伸ばしたりするときに働く大事な筋肉です。

大腿四頭筋は人間の身体の中で体積の一番大きな筋肉といわれ、股関節や膝を曲げるのはもちろんのこと、腰を曲げる、立つ、歩く、走るなど日常生活で身体を大きく動かす動作にかかわる重要な役割を担っています。つまり、体積が一番大きいという

図２　大腿四頭筋

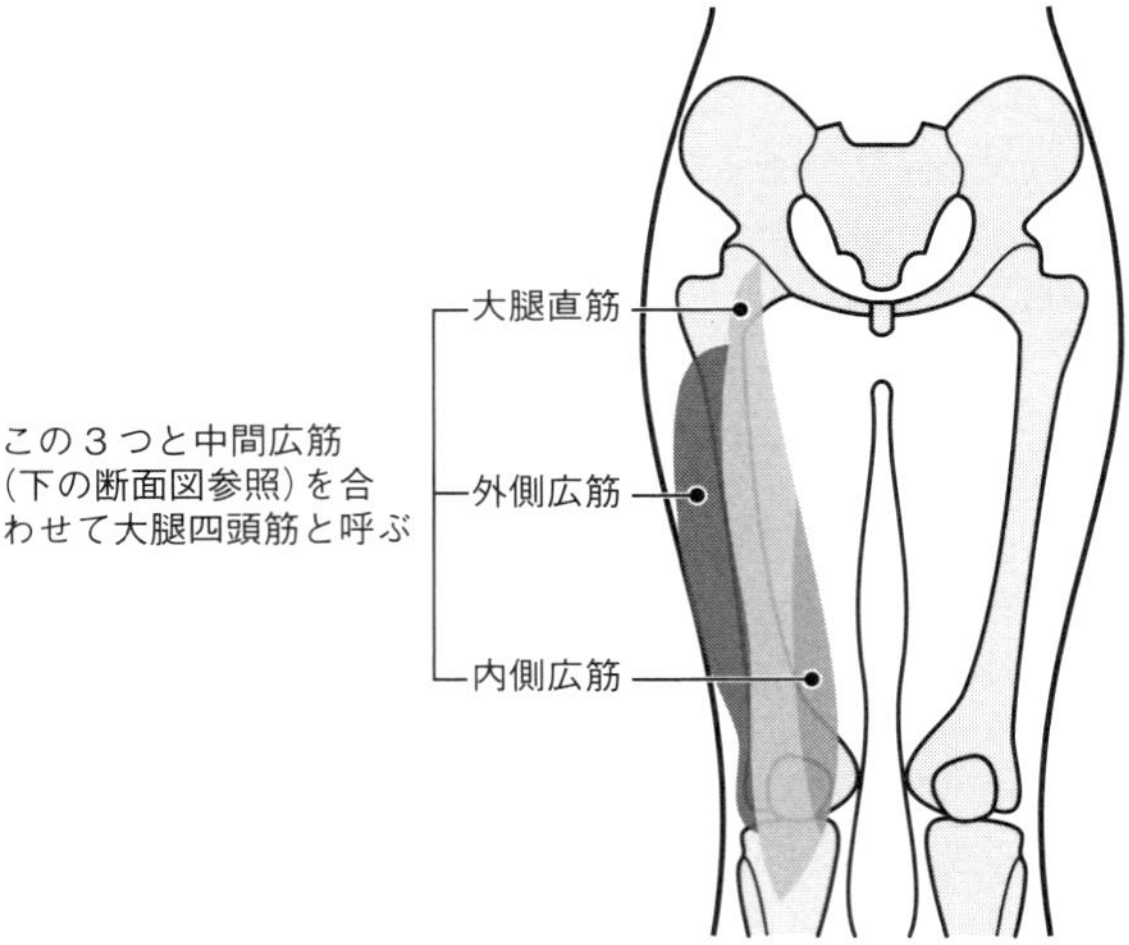

〈右足太ももの断面図〉

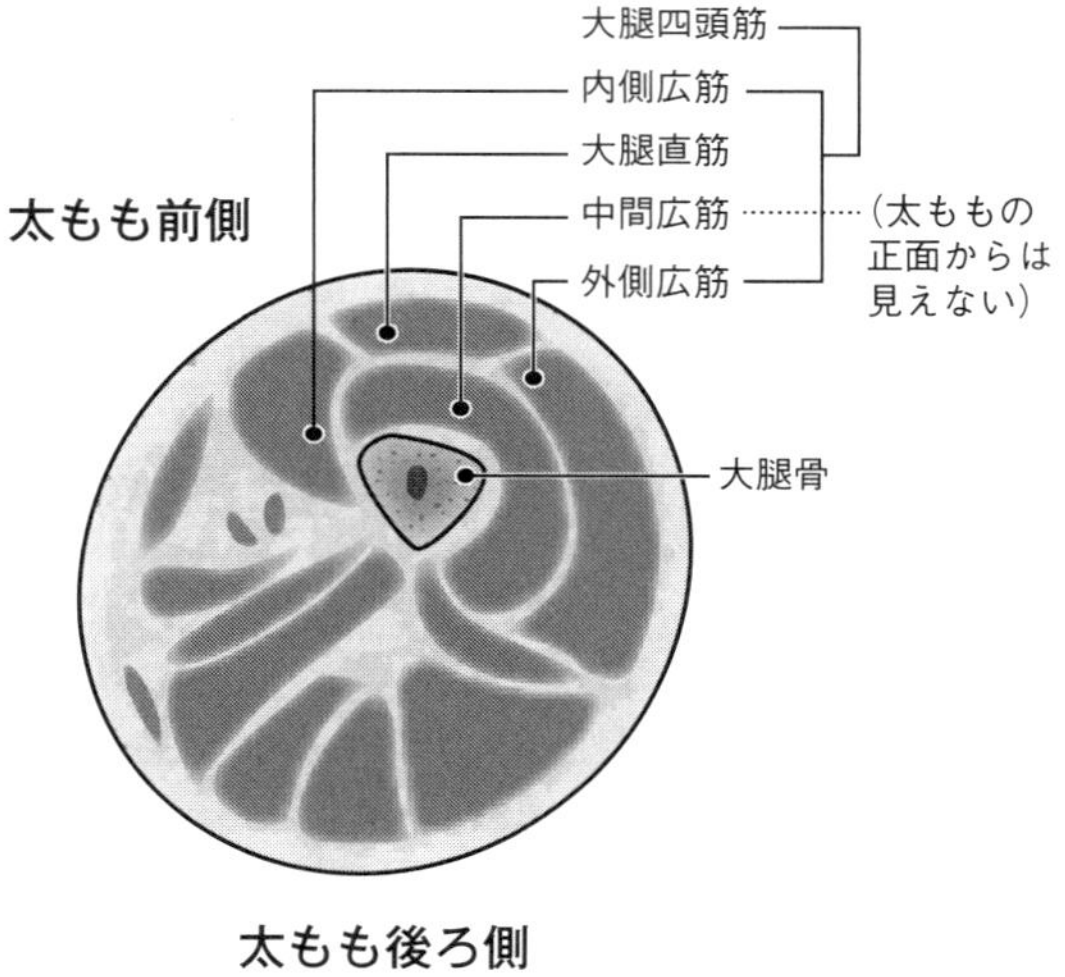

だけではなくて、収縮するパワーも大きいため、人体最強の筋肉といえるのです。また、この筋肉を鍛えると、膝関節への負担が少なくなるので痛みは軽減します。

さらに、この大きな筋肉を鍛えることは、それだけ大きな代謝を生みますから、体脂肪を燃やしてやせやすい身体になります。しかも、身体の筋力がアップすると疲れにくくなることもわかっています。

転びにくい身体、痛みのない身体、ダイエットしやすい身体、疲れにくい身体がつくれるなんて、まさに一石四鳥です。そういう身体をつくるには、この筋肉を鍛えるしかありません。そう考えた僕は、どうしたら太ももの前側の筋肉を、高齢者でも効率よく効果的に鍛えられるのかという課題の解明に没頭しました。

「大腿四頭筋」を鍛えられる「スクワット」は、危険⁉

一般に、太ももの前側の筋肉「大腿四頭筋」を鍛えるのに効果的な運動としてよく知られているのは、「スクワット」と呼ばれる屈伸運動です。

スクワットは別名「キングオブエクササイズ（筋力トレーニングの王様）」といわれています。なぜ、筋トレの王様なのかといいますと、身体の約70％の筋肉が下半身に集中していて、スクワットはその下半身のほぼすべての筋肉が鍛えられるからです。正しいスクワット15回は腹筋《ふっきん》５００回の運動量に相当するともいわれています。

筋力アップや体力づくりのために、ご自分流のスクワットを日課にする有名人はたくさんいます。舞台の上でやる「でんぐり返し」が人気を呼んだ女優の森光子さんは、健康管理のために朝晩スクワットを行っていたそうです。女優や司会者として知られている黒柳徹子さんも、寝る前に必ずスクワットを行っているとご自分の番組で話していました。歌手の八代亜紀さんはスクワットを1ヵ月間続けたことで、ウエストが8cmも細くなり、体重も3kgほど落ちたそうです。女優の吉永小百合さんもスクワットを日課にしていると、記事などで読んだことがあります。

モデルさんが、お尻のキュッと上がった美しいプロポーションをつくるために、エクササイズにスクワットを取り入れているのはいうまでもないこと。スポーツ選手がパフォーマンスを向上させたいときにもスクワットは必須です。

また、筋トレの本には必ずスクワットの情報があります。スクワットは下半身の筋力アップだけでなく、スタイルアップやパフォーマンスのアップ、さらにはむくみの解消などにも効果を発揮する万能なトレーニングですから、人気があるのもうなずけます。

しかし、図3（30ページ）を見てください。正しいスクワットを行うには、「立った姿勢からお尻を出しながら腰をグーッと深く落とし、元の立った姿勢まで戻す」のが基本です。相当ハードな運動なので、一般の人が正しく行うにはかなりの体力と筋力が必要です。間違えたやり方のスクワットでは、いくら回数を多くやっても、長期間やっても、効果は期待できません。たとえば、腰を落としたときに膝がつま先より

図3　正しいスクワットはハードな運動

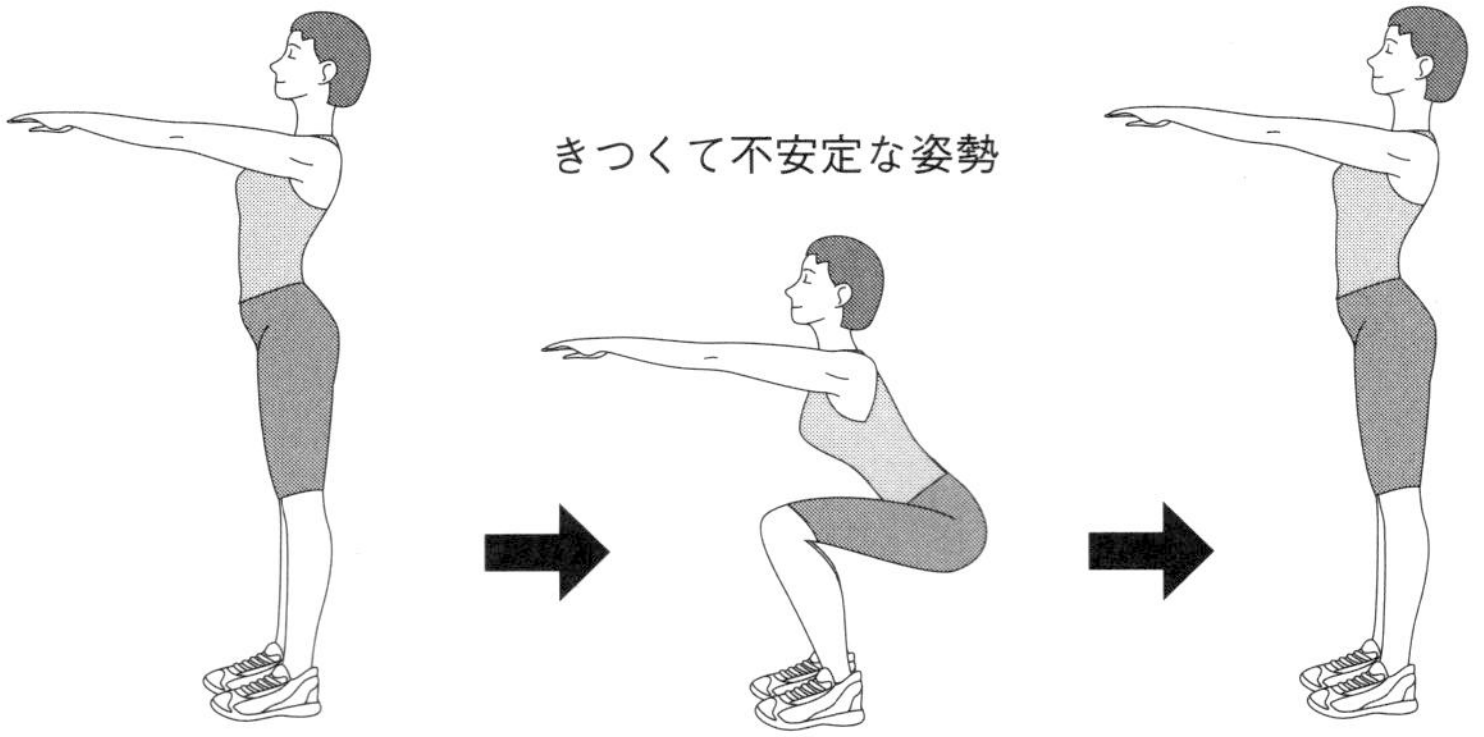

前に出る人は多いのですが、これは膝や腰を痛める原因です。鍛えていると思っても悪影響を及ぼすことがあるので要注意です。

また、すでに筋力が低下した人には、適した運動とはいえません。むしろ転倒する危険があります。足腰を鍛えようとして転倒、骨折し、結果として足腰が弱ってしまったり、寝たきりや認知症になるようでは、まさに本末転倒です。それを証拠に、病院や医療機関、施設などのリハビリなどではあまり取り入れられていないのが実情です。

でも、「よみがえり体操」ならやり方を少し変えるだけで、正しいスクワットとほぼ同じ効果を得ることができます。

世界一簡単な運動で、歩行に必要な筋肉が丸ごと鍛えられる

僕が考案した「よみがえり体操」は、筋力の低下した高齢者でも安全にできて、スクワットのように太もも前側を効率よく鍛えられます。筋トレですが、つらい動作はいっさいありませんから、誰にでもらくらくできます。

図4（32ページ）は「よみがえり体操」の動きを表したものです。30ページに戻って図3の正しいスクワットと比べてみてください。一目瞭然で、動きがとても小さいことがわかります。椅子に浅く座った姿勢から腰を浮かせるだけで、立ち上がる必要はありません。たったこれだけでいい、世界一簡単な運動ですから、誰でもらくらくできます。膝がつま先よりも前に出ることはありませんし、体幹（胸、腹部、背中、腰、臀部《でんぶ》などの体の根幹となる部分）が安定しているので、後ろに転倒する心配がありません。足腰の弱った人でも安心してできます。

しかも、正しいスクワットと違って腰を深く落とさなくていいので、膝関節に体重

図4　「よみがえり体操」は椅子から腰を浮かせるだけ

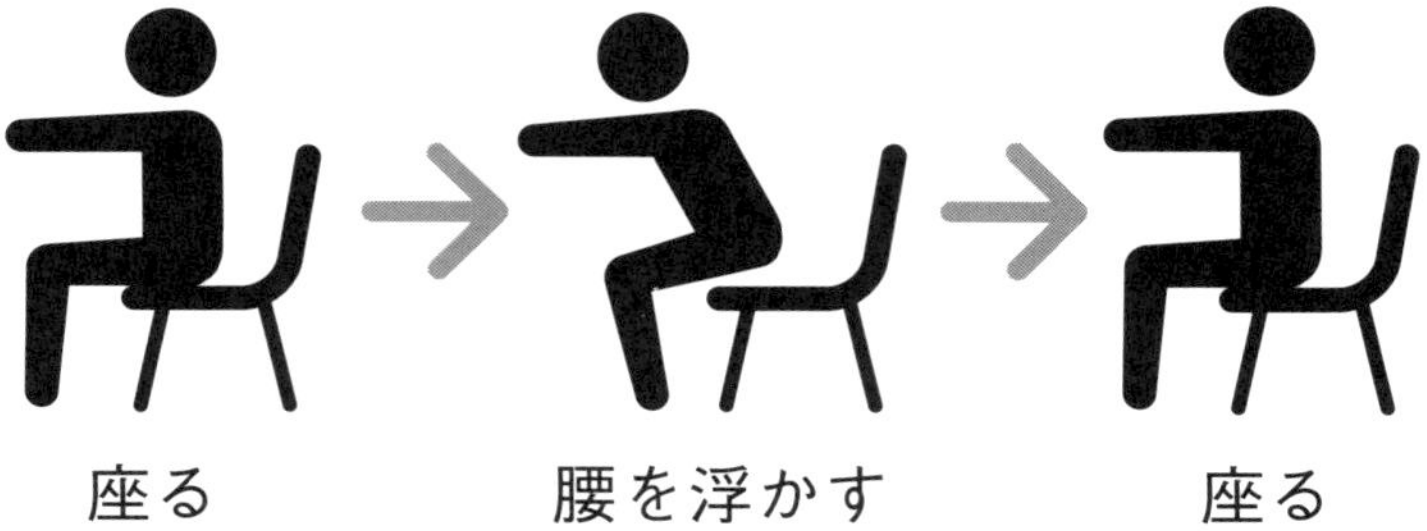

がのりません。そのため膝関節にほとんど負荷がかからず、変形性膝関節症の人でも痛みなく筋トレできるのです。

　本来、弱った筋肉を効率よく鍛えるには小さな負荷の運動を何十回も繰り返すことが有効だといわれています。「よみがえり体操」は腰を浮かせるだけの運動を30回×3セット繰り返すだけですから、理に適《かな》った運動です。筋肉を鍛える効果では正しいスクワットに負けないことは、当院の患者さんも実証してくれています。

　図5（34ページ）を見てください。「よみがえり体操」で鍛えられるおもな筋肉です。前側の大腿四頭筋はもちろんのこと、腓腹筋《ひふくきん》、前脛骨筋《ぜんけいこつきん》、ヒラメ筋、後ろ側のハムストリングス（大腿二頭《だいたいにとう》

筋《きん》、半腱様筋《はんけんようきん》、半膜様筋《はんまくようきん》）、お尻の大臀筋《だいでんきん》、中臀筋《ちゅうでんきん》、梨状筋《りじょうきん》、インナーマッスルと呼ばれる、身体の中側にあって歩行に大事な役割をしている腸腰筋《ちょうようきん》（腸骨筋《ちょうこつきん》と大腰《だいよう》筋《きん》）、おなかの腹直筋《ふくちょくきん》（いわゆる腹筋）などが筋トレできます。この体操をするだけで、歩くときに必要といわれているすべての筋肉が丸ごと鍛えられるのです。

また、超ご高齢で筋力がかなり低下した人でも心配はご無用です。テーブルなどに手をついて行えば、転倒することはないので安心して行えます。やり方は46ページの「Arrange!」を見てください。

ぜひ、みなさんの生活習慣の一つに取り入れることをおすすめします。

図５　「よみがえり体操」で鍛えられ、よみがえる筋肉

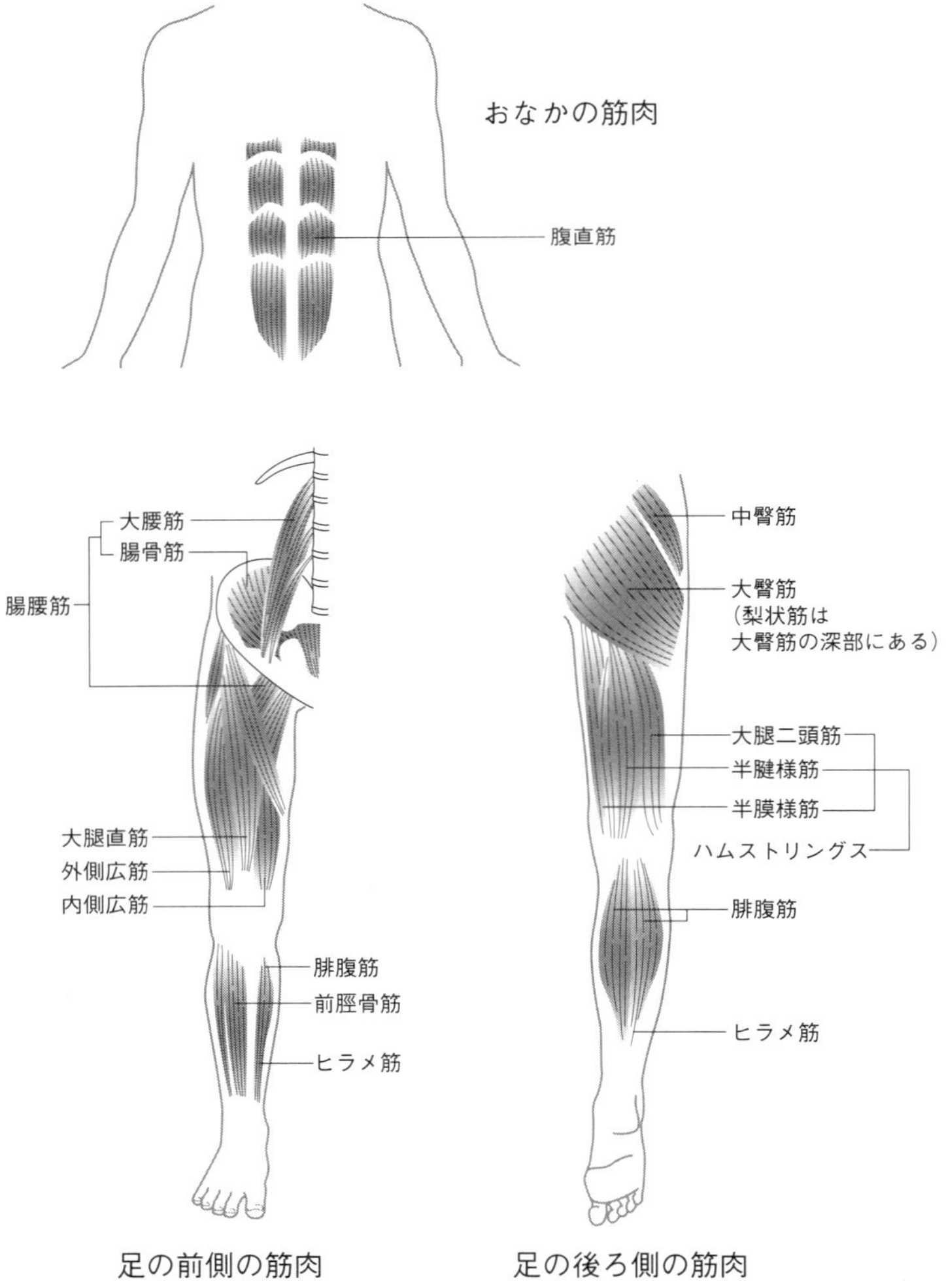

太ももの前側を鍛えれば転倒予防と痛みを軽減できる

僕の仮説が的中した例をお話ししましょう。骨粗鬆症と診断されていたNさん（84歳）はある日転倒して、大腿骨頸部《だいたいこっけいぶ》を骨折してしまいました。

図6（36ページ）を見てください。大腿骨頸部骨折は転倒などの衝撃によって骨盤《こつばん》と大腿骨をつないでいる大腿骨頭《こっとう》のすぐ下の部分の骨が折れてしまった状態です。

Nさんの場合は膝の痛みも深刻で、退院後は歩くことが困難になっていました。リハビリをしても効果はほとんどなく、むしろリハビリ中に痛みを感じてつらいため、リハビリを中断してしまったそうです。そんなこともあって、車椅子の生活を余儀なくされました。

日常生活では、歩くことをあきらめ、身体を少し動かしただけで痛みが出るので、できるだけ身体を動かさないようにしているといい、半《なか》ば寝たきりに近い状態になっていました。そうです、22ページの図1のように、Nさんも痛みから身体をかばっ

図6　大腿骨頸部骨折

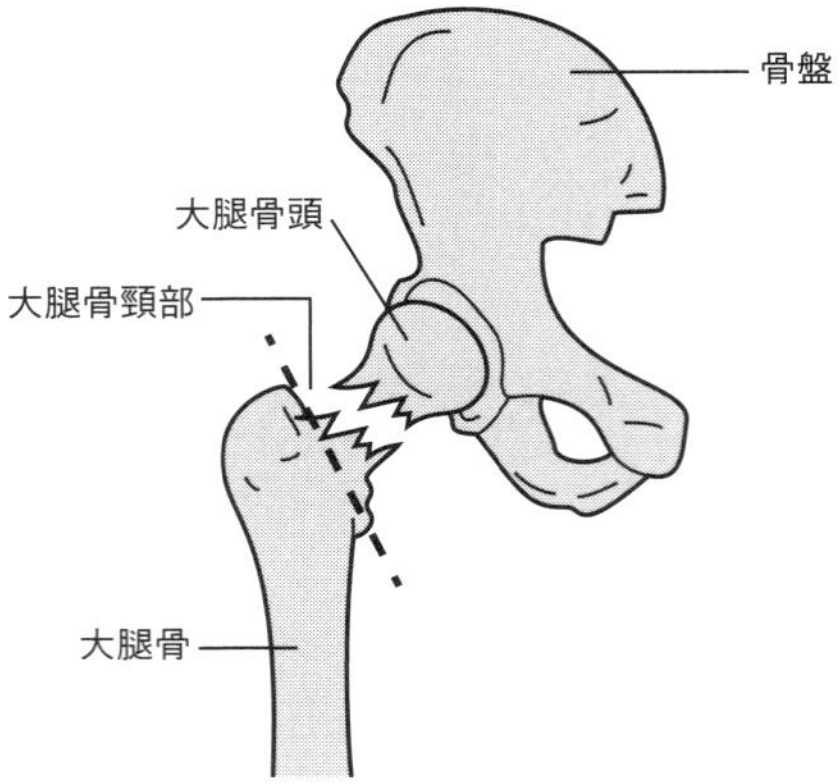

て、身体を動かさなくなっていたのです。大事なことなので繰り返しますが、高齢者が痛みや悪化を恐れるあまり身体を動かさなくなると、寝たきりや認知症を招きます。

施術でNさんの身体に触ってみると、足の筋力が弱っているのが顕著です。そこで「よみがえり体操」を毎日続けるようアドバイスしました。でも、Nさんはリハビリの苦痛を思い出したのか、嫌がりました。ともかく一緒にやってみたところ、「この運動をしているときは痛くない」といわれました。これならできそうです。

最初は筋力が低下しているため足がふるえてしまい、数回しかできませんでした。しかし、根気よく毎日続けたところ、1ヵ月後には20回、30回とできるようになり、深刻だった膝の痛みもほとんどなくなりました。そして3ヵ月後には車椅子を卒業し、ご自分の足で杖《つえ》をついて歩けるようにまで、足腰の筋力が回復したのです。ご本人からは「杖を使わなくても歩けるわよ」と笑顔で報告を受けました。かかりつけの整形外科でも「筋肉量が増えましたね。何かしたのですか」と聞かれたそうです。

寝たきりはなんとか免《まぬか》れても、リハビリを受けている間に認知症が一気に進行してしまった、という声が多いのも大腿骨頸部骨折の怖いところです。でも、大腿骨頸部骨折と診断された人も安心してください。Nさんのように「よみがえり体操」を毎日続けた結果、一人で歩けるまでに回復することが可能です。

転倒による骨折、寝たきり、さらには認知症へと進むのを予防するには、筋力の低下を予防するのはもちろんのこと、一歩進んで、転ばないような筋肉をつくることが絶対に必要です。

「よみがえり体操」は、踏ん張る力も取り戻せる

89歳のMさんは、毎朝「よっこらしょ！」といいながら、ベッドから立ち上がります。少し前までは介護者に抱えられないと、自分の力だけでは立ち上がることができませんでした。毎日「よみがえり体操」を続けた結果、自力で立ち上がれるようになっただけでなく、今では歩く足取りも非常にしっかりしています。

Mさんのほかにも、デイサービスでこの運動を続けた8割の人が、ご自分でも「足腰がしっかりした」のを実感したといいます。

「足腰がしっかりした」と自覚できるのは、足裏にある「メカノレセプター」が活性化したためと考えられます。

みなさんは「メカノレセプター」という言葉を聞いたことがありますか。おそらく大半の人が初耳だと思います。少し専門的になりますが、私たちが立ったり歩いたりするうえでとても大事な器官なので、できるだけわかりやすく説明します。

図7　足裏のメカノレセプターの分布図

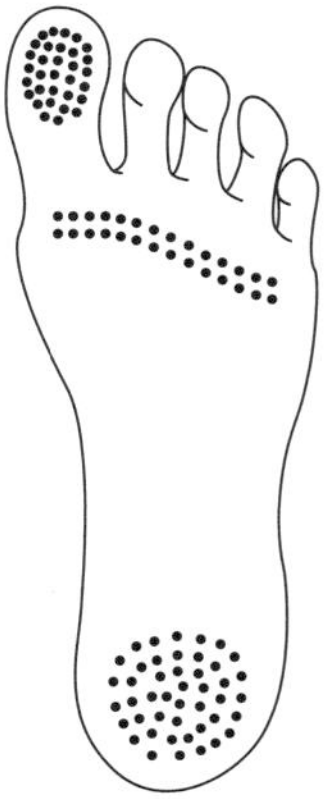

メカノレセプターとは感覚を受容する器官で、その役割は「身体のセンサー」だと思えばわかりやすいでしょう。このセンサーは、身体の関節などいろいろな部分にあります。

図7を見てください。なかでも足の裏には、親指や各指のつけ根、かかとにたくさんのメカノレセプターがあります。これら足裏のセンサーは、体重がどこに多くかかっているか、どのようにかかっているかをキャッチし、その情報を脳に送ります。しかも、足裏のセンサーはその場所が草原なのか、土なのか、アスファルトなのかを検知し、地形の変化まで伝えているといわれ

ています。

脳ではこの情報と、目から入った情報や耳にある三半規管《さんはんきかん》（平衡《へいこう》感覚をつかさどる器官）から入ってきた刺激を統合しています。たとえば、身体が傾いていたり、身体の重心が後ろにずれてしまっているという情報や刺激を受け取った脳は、身体をまっすぐにするように各筋肉に指令を出します。こうして私たちの身体はバランスを取ることができるのです。

じつは、繊細なセンサーであるメカノレセプターは、一方で、とても衰えやすいという欠点があります。運動する時間や歩く機会が減って足の裏が使われなくなるとこのセンサー機能はすぐに衰えるので、高齢者だけでなく、ふだん歩くことの少ない若い世代の人も要注意です。センサー機能が衰えると脳へ十分な情報が伝わらなくなり、自然に身体のバランスが取れなくなります。バランスが悪いとうまく歩けなかったり、立っていてもフラフラするのでよろけやすかったり、転倒につながる危険性が高くなります。

私たちの毎日の生活の中では、足の裏を床に着けて「踏ん張る」ことはほとんどありません。「よみがえり体操」は足の裏全体を使って踏ん張りますから、足の裏が刺激されてメカノレセプターが活性化します。Mさんが介助なしでも立てるようになったのは、きちんと「踏ん張れる」ようになったからです。踏ん張る力を取り戻し、しっかりと大地を踏みしめている感覚が足によみがえったからこそ、「足腰がしっかりした」という自覚がもてたのだと思います。

「よみがえり体操」は、筋力をアップさせ転倒を予防するだけでなく、メカノレセプターを活性化させてバランスを保つ力を強化するという点でも、とても有効な運動だと確信しています。

余談ですが、最近は浮き指(足の指が床に着かない)の小学生やしゃがめない子どもが急増しています。放っておくと姿勢が悪くなるだけでなく、学力にも影響があるといわれています。早めに改善したいなら、メカノレセプターを活性化させるといいでしょう。家の中ではできるだけスリッパを履《は》かずに素足で歩いたり、79ページの足指ジャンケンもおすすめです。

「よみがえり体操」なら、身体も心もよみがえる

小さな動きの運動でも継続すれば「奇跡」を起こします。その結果、若さがよみがえるのはもちろん、やる気や気力や意欲までもがよみがえるのです。詳しくは表1を見てください。

「はじめに」（3ページ）で述べましたが、「よみがえり体操」を実際に患者さんや高齢者のみなさんに実践していただいたところ、予想をはるかに超えたたくさんのうれしい報告が届きました。

足の筋トレですから、歩行時に補助や介助が必要だったのが改善した、足腰がしっかりした、膝の痛みや股関節の痛みが改善した、腰痛が軽減した、体重が減少したなど、足の筋力アップに伴う効果やダイエット効果があるのは当然です。

しかし、それだけでなく、睡眠薬を飲まなくても眠れるようになった、認知機能の低下を予防できた、血圧が降下したなどと、日本の多くの高齢者が抱えている悩みも

表1 「よみがえり体操」を続けると……

- 筋力がよみがえる
- 関節がよみがえる
- 脳機能がよみがえる
- 骨がよみがえる
- 血管がよみがえる
- 踏ん張る力がよみがえる
- 若さがよみがえる
- やる気がよみがえる
- 気力がよみがえる
- 意欲がよみがえる

改善できたのです。

高血圧が改善した例を見てみましょう。

「よみがえり体操」を1ヵ月続けたことで半数以上の人の血圧値が下がりました。

93歳のHさんは、この体操を開始する前の最高血圧は163㎜Hg、最低血圧が97㎜Hgでした。1ヵ月後の測定では最高血圧が105㎜Hg、最低血圧が78㎜Hgに降下しました。体操を続けた2ヵ月後の測定でも最高血圧が115㎜Hg、最低血圧は78㎜Hgと安定した数値を示しています。

運動すると血圧が降下する理由はいろいろありますが、簡単にいえば、「運動する

↓血管が広がる↓血流が改善される↓血圧が安定する」ということです。

いきなりガツンと心拍数を上げるような激しいトレーニングは、心臓や血管などに負担をかけますから、高齢者には好ましくありません。でも、この「よみがえり体操」はとても小さな動きですから、いきなり心拍数が上がることはありません。こんなところも、僕が自信をもっておすすめできる理由です。

表2に「よみがえり体操」の特徴と効果を書きました。「よみがえり体操」はいつやってもかまいませんが、ともかく一日3セット行うことを習慣化しましょう。詳しい行い方は46ページにあります。慣れるまでは家族にチェックしてもらったり、姿見など鏡の横でチェックしながら行うといいでしょう。本を横に置いたら早速始めましょう。

表2 「よみがえり体操」の特徴と効果

「よみがえり体操」の特徴

・簡単できつくない運動だから、誰でもできる
・歩行に必要な筋肉がすべて鍛えられる
・膝や股関節に負荷がかからないので、痛みなく筋トレできる
・いきなり心拍数が上がるような運動ではないので、高齢者でも安心して行える
・転倒する心配がないので安全
・椅子さえあれば、いつでもどこでもできる

「よみがえり体操」の効果

・太ももの前側と足の後ろ側の筋肉、お尻の筋肉、腰の筋肉、おなかの筋肉が鍛えられる→31ページ参照
・腰痛、変形性膝関節症、変形性股関節症などの慢性的な痛みを改善できる→59、67ページ参照
・転倒しない身体がつくれる→23、35ページ参照
・寝たきりを予防できる→93ページ参照
・認知症予防に有効→83ページ参照
・足裏の踏ん張る力が養える、ロコモ予防→38、93ページ参照
・血圧が安定する→42ページ参照
・ダイエットできる、メタボ予防→93ページ参照
・骨が丈夫になる、骨粗鬆症予防→72ページ参照
・施設でも家庭でも、みんなで行えばコミュニケーション力がアップする→104ページ参照

「よみがえり体操」の行い方

1

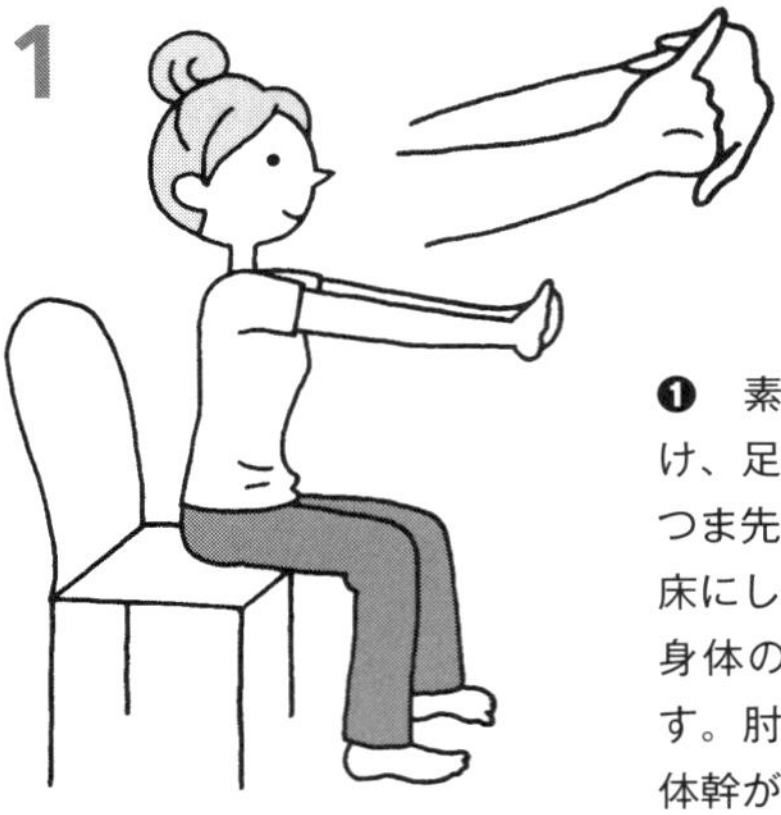

Check!

肩の高さで肘が
しっかり伸びて
いる？

❶ 素足になり、椅子に浅く腰かけ、足は肩幅よりやや広めに開く。つま先と膝は正面に向け、足の裏は床にしっかり着ける。手を伸ばして身体の前で組み、手のひらを裏返す。肘と肩関節が固定されるので、体幹が安定する。

ご高齢で筋力が低下した人

Arrange!

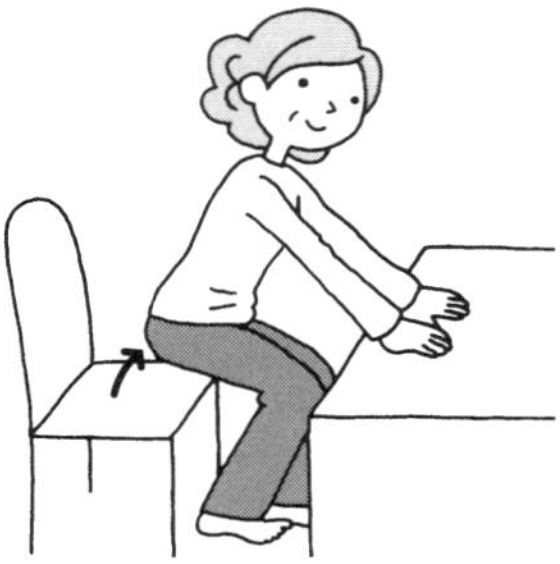

素足になり、テーブルや机などの前に椅子を置いて、浅く腰かけ、手はテーブルや机の上に置いて行ってください。負荷が軽くなりますし、安全性も高まります。

Check!

・肘はしっかり伸びている？
・顔が正面を向いている？
・あごが前に出過ぎていない？
・猫背になっていない？

2

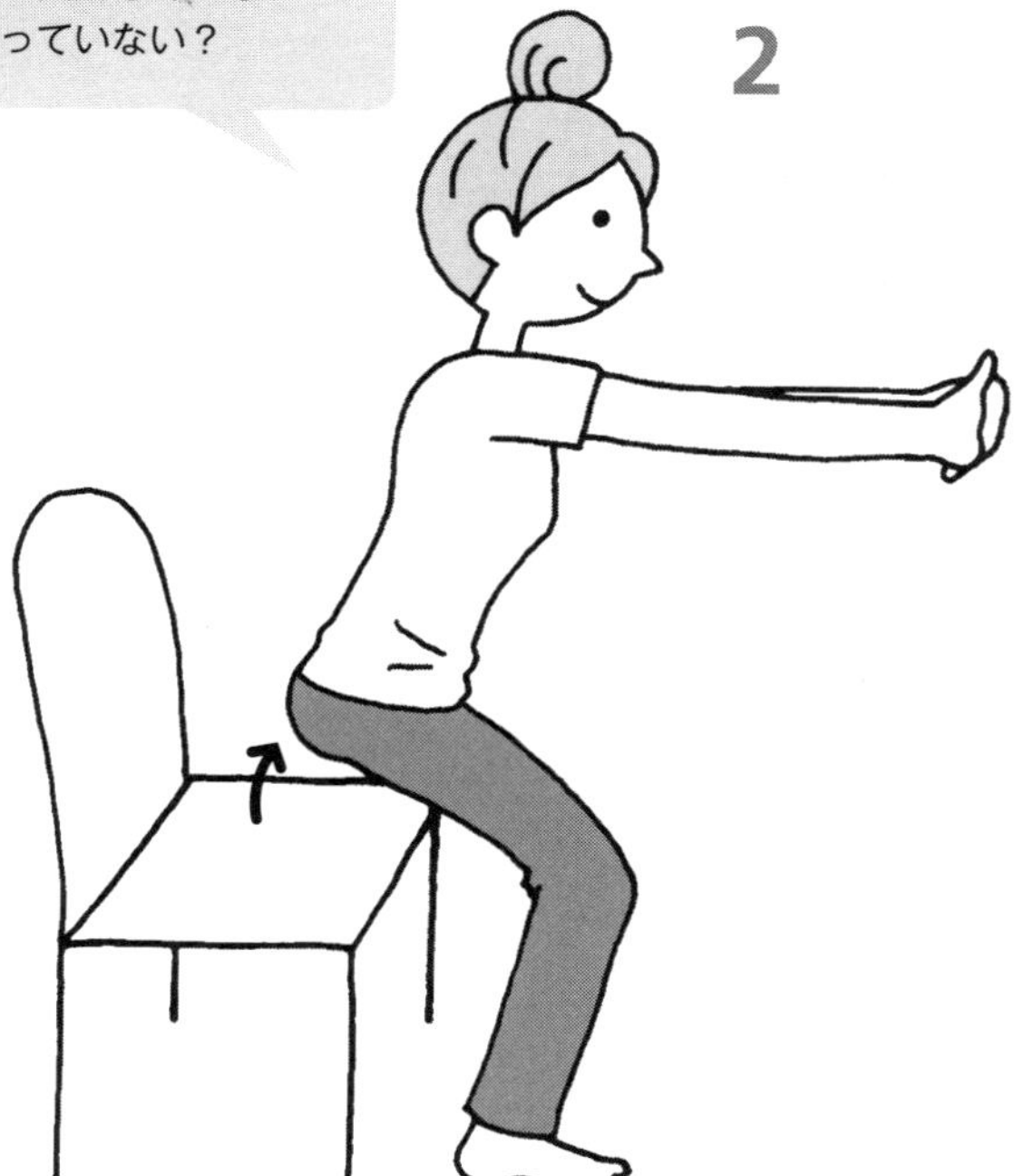

❷　この状態から足の裏全体に体重をのせるようにして、少し前傾しながらお尻を突き出すようにし、椅子から離れず腰を少し浮かせ、腰を元の位置に戻す。この動作を30回繰り返すのを１セットとし、一日３セット行う。
痛みが生じたり強くなったりしたら、すぐに中止してください。

「よみがえり体操」5つのポイント

どんな運動でも体操でも、高い効果を得るためには正しく行うことが肝心で、世界一簡単な「よみがえり体操」といえども同じです。ここで「よみがえり体操」の5つのポイントを書き出しておきますので、確認してください。

ポイント1 **椅子に座ったとき、膝が直角(90度)に曲がった状態で、足裏全体が床にしっかり着いていていますか?**

高過ぎる椅子は足の裏全体が床に着かないため、足裏のセンサーが十分働けません。低過ぎる椅子は足裏全体が床に着きますが、大きな負荷がかかりますし、腰を浮かせにくくなってしまいます。椅子の高さは身体に合わせて調節しましょう。

ポイント2 **両膝は正面を向いていていますか?**

膝が外側を向いていたり内側を向いていているのは筋肉のバランスが崩れている可能性

があります。筋肉のバランスを調整したり正しく鍛えるためには、膝はできるだけ正面を向くようにしましょう。

ポイント3　腰を浮かせるとき、急いでいませんか？

無理せず、ご自分のペースで行ってかまいません。目安は、ふだん「よっこらしょ！」と立ち上がろうとするくらいの速さと覚えましょう。

ポイント4　腰を浮かせているとき、太ももの前側と腰の周辺に力が入っているのを実感できていますか？

力が入っているのを実感できる部分は、今、鍛えられているという証拠です。

ポイント5　がんばり過ぎていませんか？

何事も最初からがんばり過ぎると長続きしません。「継続は力なり」、毎日コツコツ続けることが大事です。継続して行うためにも、できた日は巻末のセルフチェック表に記入することを習慣にしてください。

第2章

「よみがえり体操」で奇跡が起きた理由

運動習慣をらくに身につけることができる

50歳を過ぎたら、運動は絶対に必要

腰を浮かせるだけの「よみがえり体操」を続けたみなさんは腰や膝の痛みが改善したばかりでなく、ご自分の足で歩けるまでに身体が回復しました。また、夜眠れるようになったり、認知症にもよい結果が出るなど、うれしい報告もたくさん届きました。

そこで、この第2章では、なぜ「よみがえり体操」がこのような奇跡を起こしたのかを詳しく説明することにします。

40代や50代では「まだまだ元気……」「まだ大丈夫」と思いながらも、「これってもしかして老化?」と感じることがあります。あなたは鏡に映ったご自分の姿を見て「肌にしわやシミが増えた」「髪が細くなった」、あるいは「毛量が減った」ことに気

図8　加齢に伴う下肢の筋肉量の変化

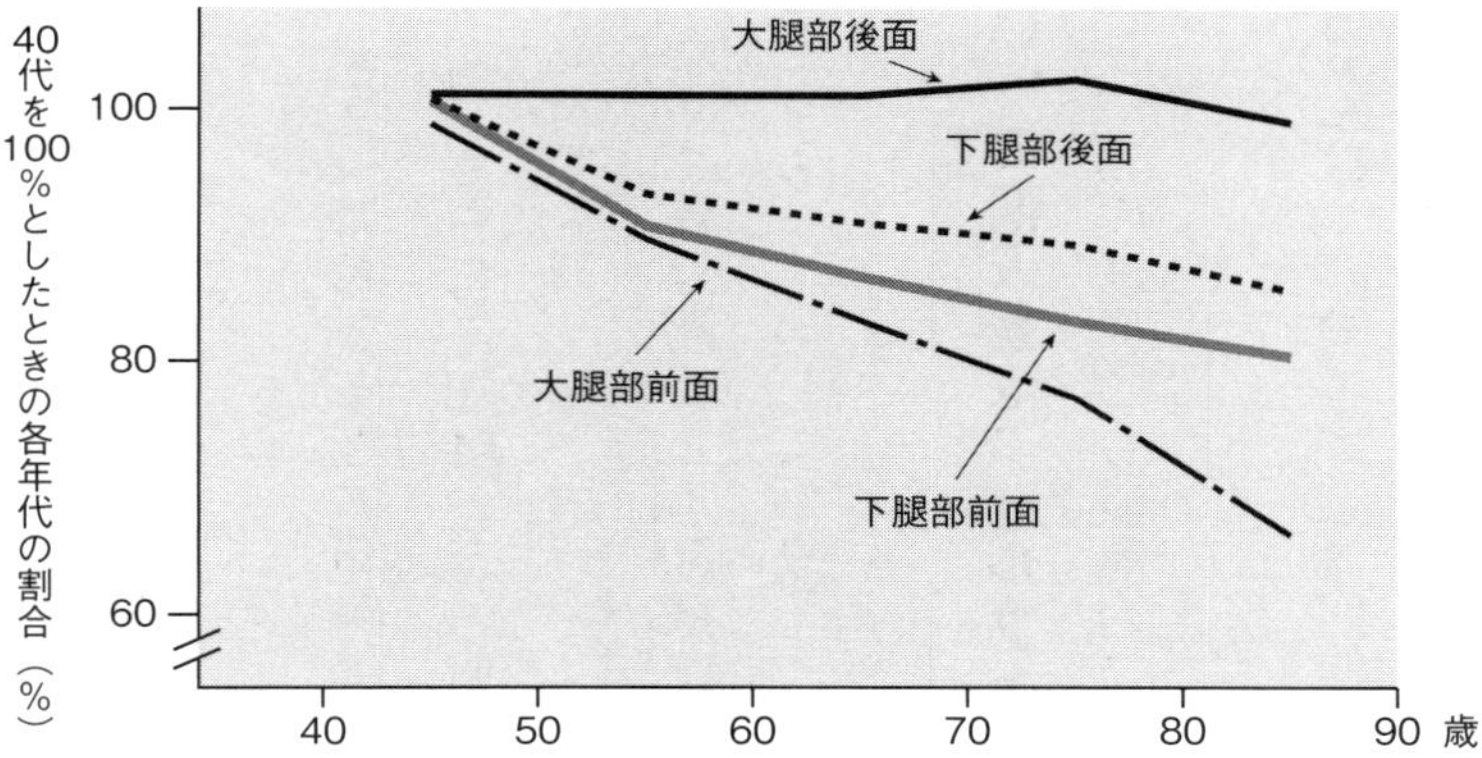

図版：元広島工業大学工学部 佐藤広徳助教授の測定研究結果より

づき、ドキッとした経験はありませんか。

しかし、老化は鏡に映る部分だけでなく、体内でも着実に進んでいます。筋肉の場合、その量は20歳くらいでピークを迎え、その後は男女の性別に関係なく加齢とともに徐々に減少していきます。

しかも、筋肉の減り具合は身体の部位によって大きく異なります。腕などの上半身と比べ、太ももの前側や腹筋《ふっきん》などは約3倍も減ってしまいます。よく「老化は足から」といわれますが、その通りなのです。

図8を見てください。加齢とともに下肢《かし》(足)の筋肉量が減少する変化を、40代を100%としたときの各年代の割合で表し

ています。転倒予防の鍵を握る大腿部《だいたいぶ》前面の筋肉に着目すると、40代から落ち始め、50代と60代では落ちるスピードが加速します。そして、75歳のときにガクンと大きく落ちます。

このように加齢とともに筋肉量が減少すると、膝や股関節《こかんせつ》などに痛みが生じやすくなります。もちろん加齢だけが原因ではなく、「筋肉を使わない」ことも痛みを招く大きな要因です。

ですから、僕は遅くとも50歳を過ぎたら、運動することを生活習慣の一つに取り入れることをおすすめしています。

「老い」の個人差は、セルフケアの差

しかし、50代以降でも積極的に身体を動かそうとする人は、まだまだ少ないのが現実です。

みなさんは「高齢者」とは何歳のことかご存じですか？

世界保健機関（WHO）では、65歳からを高齢者と定めています。日本では、この

年齢は無事に定年を迎え、セカンドライフ（第二の人生）を楽しんでいる人も多いようですね。

日本の高齢者医療制度では、65〜74歳までの人は「前期高齢者」、75歳以上の人を「後期高齢者」としています。総務省が2014年に発表した推計人口によると、8人に1人は75歳以上の後期高齢者という実態が浮き彫りになりました。高齢化社会が急速に進んでいます。

健康・体力づくり事業財団がまとめた「高齢者の運動実践者と非実践者における生活意識と生活行動の相違に関する研究」（2003年）では、全国で介護保険制度による要支援または要介護認定を受けていない60歳以上の高齢者をアトランダムに選び出し、アンケートを行いました。そのうち「運動をしていない」あるいは「月に1〜2回ほどしている」と回答した人に対して、「運動をしない（できない）理由」を質問したところ、「何となく機会がない」と答えた人が全体の40％以上でトップでした。2位は「時間がない」で24・6％、3位は「運動をしたいと思わない」で20・5％です。

また、別の調査でも60代以上の人に運動をしない理由を聞いたものがあります。この調査で最も多かったのは、全体の27・5％を占めた「まだ運動をしなくても大丈夫」と答えた人です。次に「何をしたらいいのかわからない」が26・6％、「必要性を考えたことがない」が22・5％で続きました。

これらの調査結果から、老化予防に対する関心の低さがうかがえます。当院の患者さんの中にも、「まだ大丈夫」という理由で運動しない人たちがたくさんいます。

あなたも「まだ大丈夫」と漠然と考えていたり、「自分は病気にならない」などと根拠のない自信を抱いていませんか。もしそうであれば、その自信や考えは今すぐ捨ててください。老化予防を始めないと将来の生活設計が大きく変わってしまうこともあります。老いは誰にでもやってきますが、老い方に個人差が生じます。これはセルフケアの差ともいえます。

病気の種類にもよりますが、一生懸命貯めた預金でも500万円ぐらいなら自費診療が加わればあっという間に消えてしまいます。運悪く病気が長引けば、たとえ3000万円の預金があったとしても、すぐに底をつくのは明らかです。

老化予防を怠《おこた》ることは大切な預金を失うだけでなく、その後の生活にも大きな影響を及ぼします。リハビリ施設などでは「筋力が低下している人と筋力を保持している人では、病気から回復しても元の健康な状態に戻れるスピードには明らかな差が生じてしまう」といいます。このことから僕は「65歳を迎えたときに筋肉量がどのくらいあるのかで、その後の生活の質が決定するといっても過言ではない」と考えています。筋肉を鍛える運動はそれほど大事なものです。

そこで、もし、あなたやあなたのご両親が60歳を超えていて運動の習慣がないならば、明日といわず今日から「よみがえり体操」を始めるのが得策です。70歳や80歳を超えていて、運動の習慣がなくても大丈夫です。90歳からでも筋肉は鍛えられます。

がんばらない筋トレだから続けられる

すでに述べたように、「よみがえり体操」は軽い筋トレです。筋トレと聞くと、みなさん「息を止めて歯を食いしばってがんばるつらい運動」とか「筋肉がモリモリになるまで鍛える苦しい運動」と思いがちです。でも、この運動は自分の体重だけを負荷にしていますから歯を食いしばってがんばるようなことはありません。「がんばらない筋トレ」なのです。

また、「よみがえり体操」は、椅子から腰を浮かせて戻すだけなので、日常生活の中にらくに取り入れることができます。食事の後、読書の途中……思い出したときにいつでも行えます。外に出る必要もありませんし、体操のためにわざわざ運動用の服に着替える必要もありません。とっても手軽な体操なのです。今まで運動習慣がどうしても身につかなかった人にも、「よみがえり体操」なら毎日続けられる、といっていただけました。

なお、運動は、結果を焦らず1ヵ月は続けましょう。すぐに結果を出したくなる気持ちはわかりますが、神戸のデイサービスで「よみがえり体操」を行ったみなさんに、はっきりとした効果が認められたのは開始から1ヵ月ほど経ってからです。さらに、継続することで足腰がしっかりし、手すりや杖《つえ》に頼らなくても歩けるようになった人もいます。小さな運動でもコツコツ続けることで、大きな結果を生み出せるのです。

筋力がアップし、腰痛も改善する

筋力の低下を防ぐには筋トレが不可欠

ところで、みなさんは筋肉量と筋力の違いをご存じでしょうか。ズバリ、筋肉量とは筋肉の重さのことです。それに対して筋力とは筋肉が発揮する力、パワーのことです。この本の中では、筋肉量の減少＝筋肉そのものが減ってしまうこと、筋力の低下＝筋肉が出せるパワーが低下してしまうことの意味で使っています。

図9（60ページ）を見てください。筋肉には身体を動かさないとすぐに減少するという怠《なま》け者の性質があります。筋肉量が減少すると、筋肉は大きなパワーを発揮できなくなり、筋力が低下してしまいます。そこで、筋力アップのために筋トレが不可欠になります。筋トレをすると筋肉量が増加し、筋力アップにつながります。筋肉は鍛えれば必ず結果を出すという働き者でもあるのです。

基本的には筋肉の断面が大きいほど大きな筋力を出せるといわれています。ですの

図9　筋トレが不可欠な理由

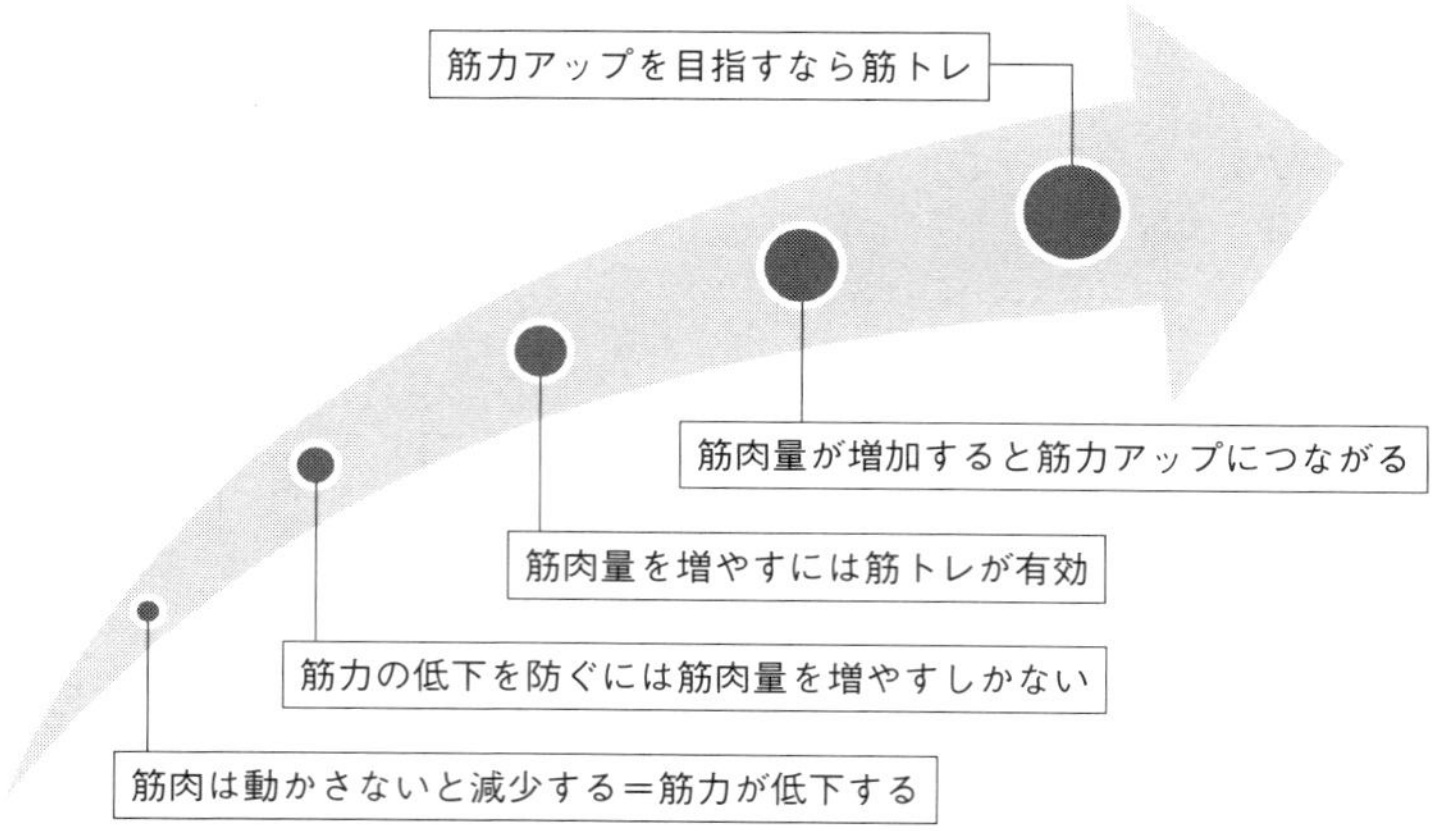
筋肉は動かさないと減少する＝筋力が低下する
筋力の低下を防ぐには筋肉量を増やすしかない
筋肉量を増やすには筋トレが有効
筋肉量が増加すると筋力アップにつながる
筋力アップを目指すなら筋トレ

で、筋トレして断面を大きくすることが必要です。

筋肉を増やすには筋肉の特性を知ることが大事です。図10は筋肉の特性を模式化したものです。

筋肉は筋繊維という髪一本ほどの非常に細い繊維状の細胞を束ねたものです。

加齢とともにこの筋繊維の本数が減少しますし、1のように筋繊維自体も細くなってしまいます。そのため、筋肉量が減少し、筋力の低下も起こります。

筋肉を鍛えるには、筋トレをすることによって、2のようにあえて筋繊維にダメージを与えて損傷させます。筋繊維には痛点

図10 筋肉の特性を模式化

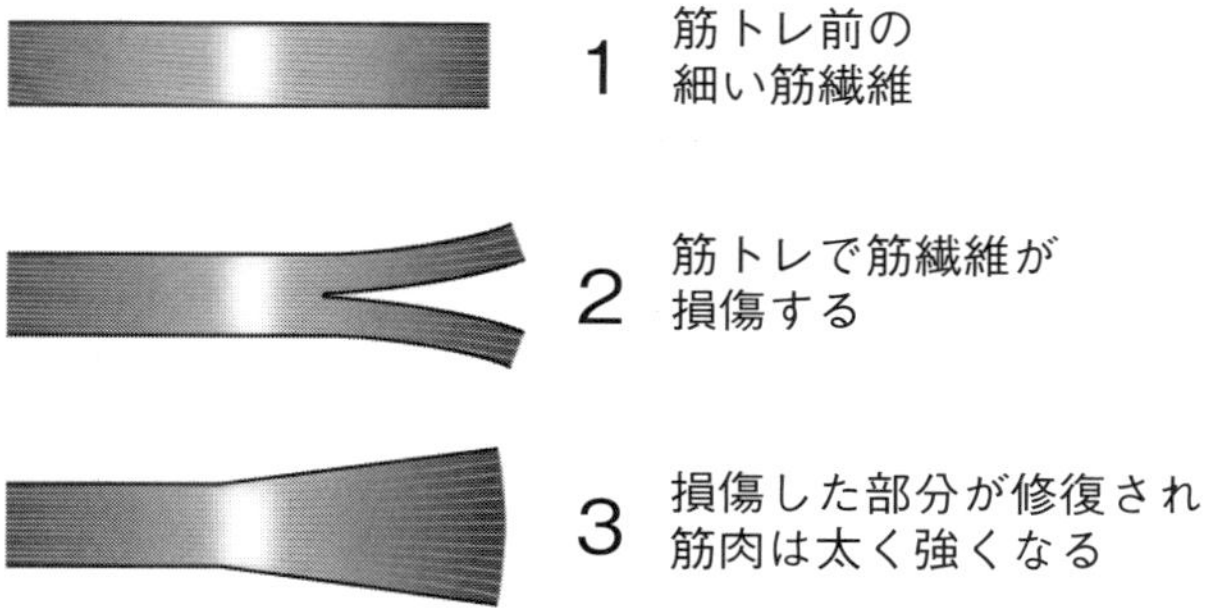
1 筋トレ前の
細い筋繊維
2 筋トレで筋繊維が
損傷する
3 損傷した部分が修復され
筋肉は太く強くなる

がないので痛みは感じません。3のように傷ついた筋繊維を修復することで、筋肉は太く強くなります。筋繊維を修復するのは細胞の役目で、このとき筋肉痛が生じます。

筋肉痛は若い人なら早ければその日のうちに、遅くても次の日には現れます。中高年になると若いころに比べて代謝機能が低下しますし、筋肉の修復にも時間がかかるので2〜3日後に筋肉痛が出る人が多いようです。さらに、高齢になると、本人が運動したことを忘れるくらいあとになってから筋肉痛が出現することがよくあります。また、筋肉痛の期間も長くなります。

これまでのスポーツ医学では「高齢になると筋肉は鍛えられない」というのが常識でした。しかし近年は筋肉痛に関する研究が進みました。その結果、筋肉痛が出るのは筋肉が鍛えられている証明ととらえ「高齢でも筋肉は鍛えられる」というのが新たな常識となりました。

高齢になると白筋から衰える

そんな筋繊維は「赤筋《せっきん》」と「白筋《はっきん》」に大きく分けられます。赤筋は別名「遅筋《ちきん》」ともいわれ、持続性のある運動に適した筋肉です。白筋は別名「速筋《そっきん》」ともいわれ、瞬発力のある運動に適した筋肉です。

赤筋と白筋の違いは、魚をイメージするとわかりやすいでしょう。赤身魚の代表格は大海原を延々と回遊するまぐろやかつおなどの遠海魚です。持久力が必要なため遅く収縮する遅筋（赤筋）が多くなります。

一方、白身魚の代表格は海岸線に近い海域で棲息《せいそく》する鯛やひらめなどの近海魚です。ふだんは海底などでじっとしていますが、餌を追いかけたり外敵から身を守るときは瞬発力が必要です。そのため速く収縮する速筋（白筋）が多くなります。人間でも持久力を要するマラソンランナーは赤筋が多くなり、瞬発力を要する短距離ランナーは白筋が多くなるといわれています。

一般に、高齢になると白筋から減少することはわかっています。そのせいで瞬発性がなくなり、動きが遅くなるのではないかと考えられます。実際に、太ももの前側の大腿四頭筋《だいたいしとうきん》は瞬発性を生む筋肉ですので、白筋の割合が多いのです。

そこで、中高年になったら白筋を減らさないことが大事だとわかります。筋肉の減少を予防するには運動で筋肉を鍛えるしかありません。そうはいっても、できるだけ効率よく鍛えたいですよね。

白筋を鍛えたいなら無酸素運動が最適

では次に、白筋を鍛えるのに最適な運動についてお話ししましょう。

表3（64ページ）を見てください。運動には有酸素運動と無酸素運動があります。

みなさんがよくご存じの有酸素運動はマラソンやジョギング、ウォーキングなどに代

表３　有酸素運動と無酸素運動

	有酸素運動	無酸素運動
エネルギー源	脂肪	グリコーゲン（糖質）
使う筋肉	赤筋（遅筋）	白筋（速筋）
該当する運動	マラソン、ジョギング、ウォーキングなど、スタミナが必要で持久力が養われる運動	短距離走やウエイトリフティング、スクワットなど、パワーが必要で瞬発力が養われる運動
魚にたとえると	大海原を延々と回遊する赤身魚のまぐろなど	外敵から猛スピードで逃げる白身魚のひらめなど

図11　瞬発力を取り戻すには「よみがえり体操」が有効

瞬発力を取り戻すには

最大で最強の大腿四頭筋（白筋）を鍛えることが大事

⬇

白筋を鍛えるためには

無酸素運動（筋トレ）が効果的

⬇

無酸素運動は息を止めるので苦しいイメージだし

身体に大きな負担がかかるのでは？

⬇

「よみがえり体操」は無酸素運動の筋トレだけど

簡単にできて苦しくなく、大腿四頭筋を確実に鍛えられる表されるようなスタミナが必要な運動で、持久力が養われ、赤筋を鍛えるのに最適です。

一方の無酸素運動は、短距離走をはじめ、ウエイトリフティングやスクワットなどに代表される筋トレが含まれ、パワーが必要で瞬発力が養われます。こちらは白筋を鍛えるのに有効です。

白筋を減らさないためには瞬発力を養える無酸素運動で鍛えるのが最適だとおわかりいただけたでしょうか。じつは、「よみがえり体操」は瞬発的な運動ですので無酸素運動に入ります。図11に、瞬発力を取り戻すのに「よみがえり体操」が有効な理由を示しました。ぜひ参考にしてください。

慢性腰痛の多くは骨や関節ではなく、筋肉が原因だった

最近は20代や30代の若い世代でも慢性腰痛に悩む人が増えています。病気の疑いがないのに腰痛を訴える患者さんの場合、筋肉が縮んでかたくなってしまい緊張した状態です。その筋肉が神経の通り道を圧迫していることが多いのです。

また、高齢者の場合は坐骨《ざこつ》神経痛や脊柱管狭窄症《せきちゅうかんきょうさくしょう》、ヘルニアなどが原因で腰痛を発症している人が多く、神経の通り道にあるお尻や腰の筋肉が縮んでかたくなって緊張してしまいます。この筋肉が神経を圧迫して痛みが生じているのです。

そこで当院でも神戸のデイサービスでも、腰痛持ちの人に「よみがえり体操」を続けてもらったところ、痛みは改善しました。「よみがえり体操」はお尻や股関節、腰まわりの筋肉を鍛えることができ、筋力をアップさせる効果があります。筋力がアップすると血流がよくなりますから、縮んでかたくなっていた筋肉の緊張がやわらぎ、神経の圧迫が軽減します。これで神経の通りがよくなりますから、慢性の腰痛は驚くほど軽くなります。

慢性腰痛の人は、できれば「臀部《でんぶ》のよみがえりストレッチ」（128ページ）をプラスして行ってください。縮んでかたくなったお尻の筋肉をしっかり伸ばすことができますから、腰痛再発の予防になります。

関節が潤って膝痛や股関節痛が軽減する

関節痛は、関節の油切れが原因

高齢になると変形性膝関節症《へんけいせいしつかんせつしょう》や変形性股関節症《へんけいせいこかんせつしょう》で関節に痛みを抱える人が増えます。

では、変形性膝関節症や変形性股関節症と診断された人にお聞きします。毎朝布団《ふとん》から出るときに強い痛みを感じませんか。あるいは、急に立ち上がろうとしたときに、「あいたた」などと声がもれてしまいませんか。寝起き直後や座ったままの姿勢は、筋肉が縮んでかたくなった状態ですから、急に動くと痛みが出やすいのです。これまで慢性の痛みは筋肉が縮んでかたくなったことが原因と述べてきましたが、じつは、関節の痛みは縮んでかたくなった筋肉に関節が圧迫されることが原因で、関節の中の滑液《かつえき》が減ってしまうために起こります。

図12（68ページ）は膝関節の模式図です。滑液とは聞き慣れない言葉ですが、主成

図12　膝関節の模式図

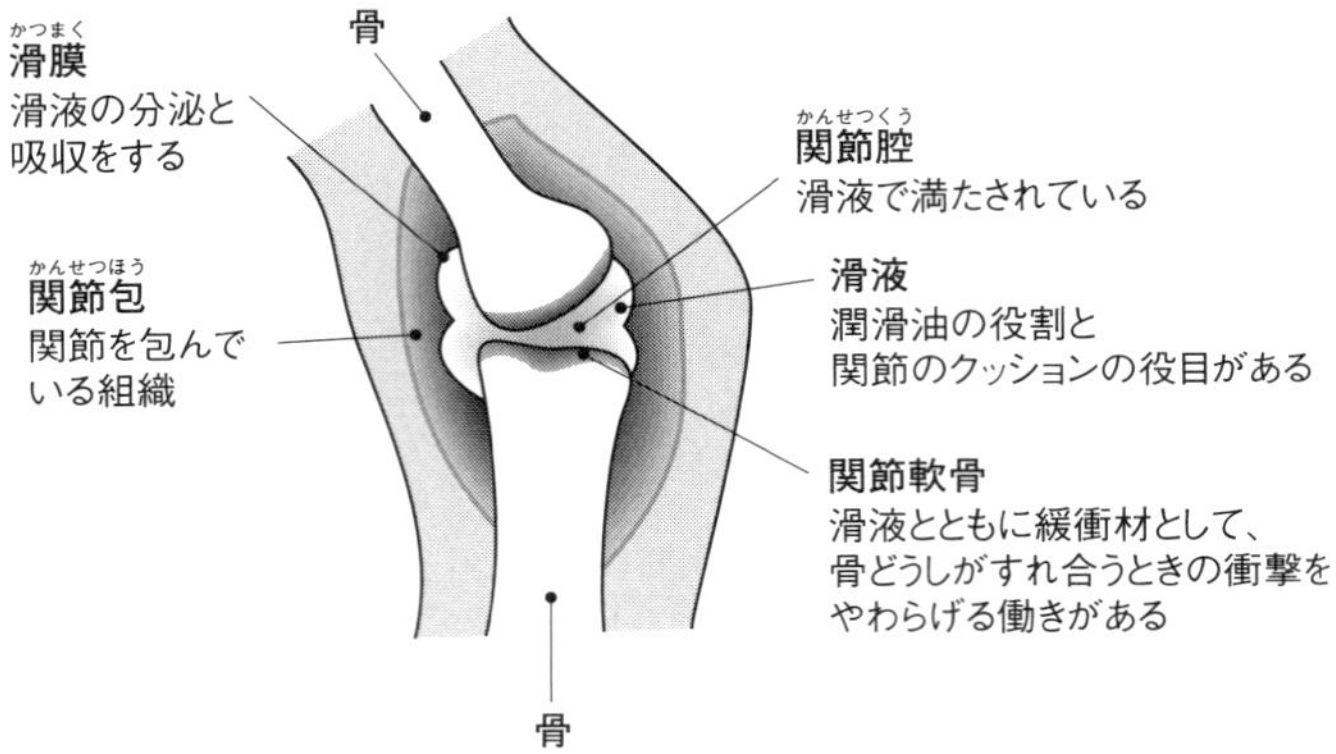

骨
滑膜《かつまく》
滑液の分泌と吸収をする
関節腔《かんせつくう》
滑液で満たされている
関節包《かんせつほう》
関節を包んでいる組織
滑液
潤滑油の役割と関節のクッションの役目がある
関節軟骨
滑液とともに緩衝材として、骨どうしがすれ合うときの衝撃をやわらげる働きがある
骨

分はヒアルロン酸で、わずか数ccと微量ながらも関節がなめらかに動くための潤滑油のような役割を担っています。しかもそれだけでなく、関節軟骨《なんこつ》とともに関節のクッションのような役目もあります。ですから、この潤滑油が減ってしまうと徐々に関節軟骨がすり減り、関節の動きが悪くなります。放置していると関節そのものが錆《さ》びついてしまいます。これでは関節がスムーズに動きません。しかも、錆びついてしまった関節を無理に動かそうとすると痛みが出ます。つまり、関節の痛みは、関節の油切れが原因といえるのです。錆びつきが強ければ強いほど痛みも強くなります。

83歳のKさんのお話をしましょう。Kさんは変形性膝関節症で人工膝関節の置換手術を受けましたが、自宅でも杖がないと歩くことがままならない生活です。とくに、階段の上り下りは膝の痛みがきつくなるため、自力では無理です。

膝関節をしっかり包み込んでいるのは大腿四頭筋です。そこで、Kさんには太ももの前側を鍛えられる「よみがえり体操」をお教えしました。始めたときのKさんは筋肉量がかなり落ちていたため10回行うことすら大変でした。でも、がんばって続けたところ、1ヵ月後には15回できるようになり、2ヵ月後には20回できるまで身体が動くようになりました。そして3ヵ月後には杖がなくても歩けるようになりました。階段も手すりにつかまれば自分で上り下りできるまでに回復したのです。

Kさんは「始めてから1ヵ月は少し痛いかなと思ったのですが、足がしっかりしてくるのが感じられてうれしかったので毎日続けました。2ヵ月目ぐらいからは痛みはほとんど出なくなり、歩くことに自信がつきました」と話してくれました。

これは「よみがえり体操」で大腿四頭筋を鍛えたことによって、膝の関節内に滑液がしっかりと出て膝関節が潤《うるお》ったために油切れが解消し、膝の痛みがなくなったのです。股関節痛も「よみがえり体操」でお尻や太ももの前側の筋肉を鍛えれば、痛みは改善します。滑液を出すためには、まずはこの部分の筋肉を鍛える必要があります。

健康食品やサプリメントに頼らない

膝の痛みは整形外科における3大疾患《しっかん》の一つで、当院の患者さんにも「膝が痛くて好きなことができない」と訴える人はたくさんいます。「こんな状態では、運動なんてできない」「運動して、さらに痛みが強くなったらどうしよう」と不安になる気持ちはよくわかります。しかし、第1章でも述べたように「痛いから動かさない」というのは問題です。

テレビの通販番組では連日、膝痛の改善に効果があるという健康食品やサプリメントを紹介しています。コマーシャルでも一日に何回もこれらの宣伝を目にしますし、新聞や健康雑誌などでも広告がたくさん掲載されています。高齢化社会になって健康志向に拍車がかかり、健康食品やサプリメントは百花繚乱《りょうらん》で、玉石混交《ぎょくせきこんこう》といえます。

僕は健康食品やサプリメントについて賛否を述べるつもりはありません。でも、これらを摂取したから膝の痛みが改善するとか膝が痛くならないと思っている人が多いことに、正直なところ驚きます。

有名で高価なサプリメントを摂取するだけでは十分な効果は期待できません。身体を動かさなかったら、健康は守れないのです。痛みの改善にも予防にも、運動が何より大事です。

「よみがえり体操」なら関節にほとんど負荷をかけることなく行えますから、痛みがひどくなるようなことはありません。

骨の老化を防いで、骨粗鬆症を予防できる

今ある骨量を減らさないことが大事

「よみがえり体操」は骨にも有効です。

骨は私たちの身体を支えてくれる大事な器官です。身体の内部にあって見ることができませんし、皮膚の上から触るとかたいので、一生そのままだと思っている人もいるのではないでしょうか。しかし、骨は皮膚や髪と同じように新陳代謝《しんちんたいしゃ》をしています。成長期だけでなく一生を通じて破骨《はこつ》細胞が骨を壊し（骨吸収）、骨芽《こつが》細胞が骨をつくる（骨形成）のです。一つの古い骨が新しい骨に生まれ変わるのには3～4ヵ月かかるといわれ、全身の骨が入れ替わるには約3年必要だという説もあります。

加齢によって骨が老化すると、骨粗《こつそ》鬆症《しょうしょう》になります。とくに閉経後の女性は要注意です。閉経後はエストロゲンという女性ホルモンの分泌量が減ります。このホルモンが不足すると骨の新陳代謝のバランスが崩れてしまい、骨吸収のスピードがどんど

ん早まり、骨形成が追いつかなくなります。その結果、急激に骨密度が減少し骨がスカスカになってしまいます。この状態が骨粗鬆症です。骨粗鬆症になると、咳《せき》やくしゃみをしただけで胸や腰の圧迫骨折が起きたり、転んだだけで大腿骨頸部《だいたいこつけいぶ》や手首などを骨折することもあります。

また、骨の老化は若いうちから始まっているという説もあり、最近は20代の若者の骨粗鬆症もあるようです。

残念ながら、骨量は一度減ってしまうと元に戻すことはむずかしいといわれていま す。若者でも高齢者でも、今ある骨量を減らさないように維持することが重要です。

それには、筋肉と同様に骨にも運動が不可欠です。ふだんは足を踏ん張ったり足の骨に力をかけたりすることをしていない人が多いと思います。この「よみがえり体操」は同じ動作を何十回も繰り返すことによって足の裏や足の骨に重力がかかり、適度な負荷が加わりますから、骨をつくる骨芽細胞が活性化し、骨密度の低下を防げます。実際に骨粗鬆症の人がこの運動を続けた結果、骨密度の低下がストップした例もあります。

高齢者こそ肉や魚を食べよう

「よみがえり体操」をしていただくのはもちろんのこと、食事の工夫も大事です。高齢者では「一日三食きちんと食べているのに、病院で栄養失調といわれた」という人が増えています。これは「新型栄養失調」と呼ばれるもので、簡単にいうと肉類や魚介類、卵や乳製品などのたんぱく質が不足している状態です。たんぱく質が不足すると免疫力が低下して疲れやすくなりますし、貧血や脳出血をはじめ、心臓病、結核や肺炎などさまざまな病気にかかりやすくなります。

「新型栄養失調」は、ダイエットを目的にして極端に野菜中心の食事をしている若い女性や、肥満を恐れるあまり脂肪分を気にして肉類などを避けている40代や50代の中高年にも急増しています。年代にかかわらず、たんぱく質は私たちの筋肉や骨、血管などをつくる材料でもありますから、身体にとって必要な栄養素なのです。とくに加齢が進むほど筋肉量や骨量は減少しますから、たんぱく質は重要です。

しかし、高齢になるとどうしても肉や乳製品を敬遠しがちで、白いご飯と漬物などでサラサラッと食事を済ませる人が多いようです。骨粗鬆症を予防し筋肉の老化を遅らせるためにも、高齢者こそたんぱく質を積極的に摂りましょう。毎日の食事で肉や魚、卵や乳製品などの動物性たんぱく質と大豆《だいず》製品などの植物性たんぱく質をバランスよく食べることを意識してください。

また、骨粗鬆症を予防するにはビタミンDが有効です。ビタミンDは栄養素というより、ホルモンのような性質があって、カルシウムの吸収を促《うなが》し、カルシウムが骨に付着するのを促進します。ですから、ビタミンDが不足すると骨粗鬆症になる可能性が高くなります。ビタミンDを多く含む食品には、いわし、さんま、さけ、しらす干し、イクラ、うなぎ、きくらげ、干ししいたけなどがあります。もちろん、食べ過ぎるのはよくありません。食事はよく噛《か》んで腹八分で止めておきましょう。

太陽を浴びれば骨は強くなる

ビタミンDは食事から摂るだけでなく、私たちの身体の中でつくることもできます。ビタミンDの素は皮下脂肪にたくさんありますが、太陽を浴びることで紫外線によってビタミンDに変わります。

骨を強くしたいと思うなら日光浴が欠かせません。天気のいい日は、木陰にいても、日傘を差したり帽子をかぶっていても、直射日光の半分ほどの量の紫外線を浴びることができます。また、地面からの反射であっても有効です。

ただし、真っ黒に日焼けするほど紫外線を浴びるのはよくありません。紫外線は大量の活性酸素を発生させ、シミやしわを増やすだけでなく、皮膚がんの大きな誘因ともいわれています。

そこで、おすすめしたいのは「10分ウォーキング」（１３４ページ）です。10分は皮膚にダメージを与えずに紫外線を浴びるのに最適な時間です。しかも、歩くことで骨に適度な負荷がかかりますから、骨を強化できます。

せっかく「10分ウォーキング」をするのであれば、「よみがえり体操」とセットで行いましょう。「よみがえり体操」で足腰の筋肉を鍛えてから、「10分ウォーキング」を行うと骨の新陳代謝がぐんとアップします。

バランス感覚を養って、大股歩きになる

歩幅が狭いのは、バランスを取るため

高齢になるとパーキンソン病や正常圧水頭症《せいじょうあつすいとうしょう》などの疾患にかかる人が多く、歩行障害のために歩幅が狭くなります。しかし、最近はこれらの疾患がないにもかかわらず、小さな歩幅でしか歩けない人が急増しています。

一般に、高齢になると椎間板《ついかんばん》（脊柱《せきちゅう》の一つ一つの骨の間にある円形の繊維軟骨で、脊柱への衝撃を吸収する役割がある）の成分が減ります。この成分が減ると背中や腰が丸くなり身長が縮みます。この状態で歩くにはバランスを取るために前傾姿勢になります。前傾姿勢が続くと、太ももの前側の大腿四頭筋や身体の深部にある腸腰筋《ちょうようきん》（腸骨筋《ちょうこつきん》と大腰筋《だいようきん》）など足を持ち上げるのに必要な筋肉が衰えてしまいます。

これが120ページで詳しく説明する「老人姿勢」です。

これらの筋肉が衰えると足が上がりにくくなるだけではありません。歩行時に片足

を大きく出すとバランスが取りにくく、よろけやすくなります。これが怖いのです。

一方、小さく一歩踏み出すのであればバランスが取りやすいので、よろける心配がありません。しかも、歩幅が狭ければ足を高く上げたりつま先を上げる必要がありませんから、すり足でちょこちょこ歩くことになってしまいます。

しかし、歩幅が狭くなると足の筋力が落ちますので、さらに歩幅が狭くなるという悪循環が生じます。しかも、すり足で歩くとわずかな段差でもつまずいたり転倒することがあるので、とても危険です。

メカノレセプターを活性化するために

では、バランス感覚を養うにはどうしたらいいでしょうか。そのためには、38ページで説明した足裏のメカノレセプターを活性化させるのが一番です。「よみがえり体操」は足の裏をしっかり使いますからメカノレセプターが活性化され、踏ん張る力がつきます。

また、ふだんから鼻緒のついた履《は》き物で過ごすのもいいですね。鼻緒がメカノレセ

足指ジャンケンの行い方

目標は左右の指が同時に動かせることです。慣れて指が同時に動くようになったらスピードをアップしましょう。

1

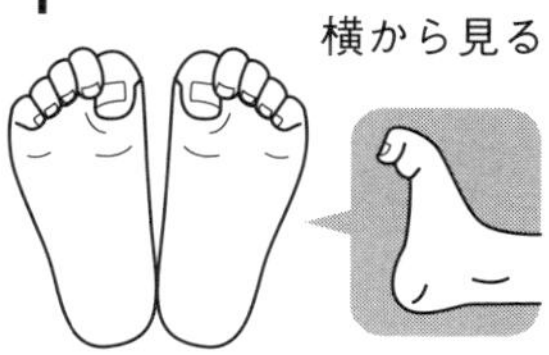

グー

まず、床に両足を伸ばして座る。グーといいながら、左右のすべての足指に力を入れて丸めるようにし、ジャンケンのグーの形をつくる。指先だけでなく足指の関節のところから握るつもりで丸める。

2

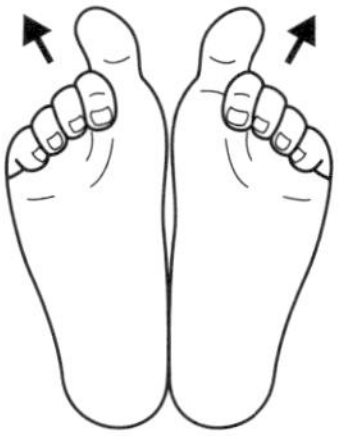

チョキ

チョキといいながら、グーの状態から親指だけをグッと立てる。残りの指は握ったままで、ジャンケンのチョキのような形にする。

3

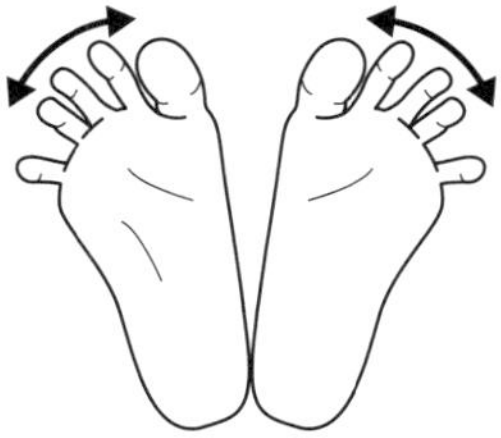

パー

パーといいながら、全部の指を左右に思いきり開いて、パーの形にする。グー、チョキ、パーで1回とし、10回を一日3セット行う。

プターを刺激し活性化してくれます。最近は室内用の草履《ぞうり》型のスリッパもありますので素足で履き、足下が冷える季節は5本指ソックスを活用してもいいでしょう。

足指ジャンケン（79ページ）もおすすめです。最初は足の指が思うように動かないかもしれませんが、続けているとスムーズに動くようになります。これは脳からの指令が足の指に届いている証《あかし》で、脳の活性化にも役立ちます。挑戦してください。

意識して、一歩を大きく踏み出す

大事なことなので繰り返しますが、「よみがえり体操」は、歩くために必要な足の筋肉（大腿四頭筋〈大腿直筋《だいたいちょくきん》、外側広筋《がいそくこうきん》、内側広筋《ないそくこうきん》、中間広筋《ちゅうかんこうきん》〉、腓腹筋《ひふくきん》、前脛骨《ぜんけいこつ》筋《きん》、ヒラメ筋、ハムストリングス〈大腿二頭筋《だいたいにとうきん》、半腱様筋《はんけんようきん》、半膜様筋《はんまくようきん》〉）、お尻の筋肉（大臀筋《だいでんきん》、中臀筋《ちゅうでんきん》、梨状筋《りじょうきん》）、腸腰筋（腸骨筋、大腰筋）、腹直筋《ふくちょくきん》（腹筋）などを鍛えることができます。

ですから、「よみがえり体操」を習慣にした人はみなさん「らくに歩けるようになった」ことを口にします。らくに歩けるようになったら、次は大股で歩けるようになりましょう。意識して一歩を大きく踏み出すのです。

「大股」とひとくちにいっても、イメージするのはむずかしいですよね。

そこで、図13（82ページ）を見てください。歩幅とは「一歩踏み出した足のつま先からもう一方の足のつま先までの長さ、あるいは、かかとからもう一方の足のかかとまでの長さ」のことで、ご自分の適切な歩幅を知ることは大事です。

図13には、一般的にいわれている適正歩幅と大股歩きの歩幅を簡単に算出する方法も示しました。たとえば、身長が160cmの人の場合、適正歩幅は160－100＝60cm、大股歩きは160－90＝70cmとなります。ただし、この数字は目安ですので、筋力がかなり低下している人や、膝や股関節などに疾患がある人は、無理のない範囲でご自分の大股歩きをしてください。

まずは、ご自分の適正歩幅を身体で覚えることが大事です。そのためには外を歩く前に、家の中や庭先で練習するといいでしょう。適正歩幅の数歩分にそれぞれ目印を置き、正しい立ち姿勢（96ページ）で歩いてみてください。最初は広いことに驚くかもしれませんが、繰り返し歩いていると自然と歩けるようになります。

図13　適正歩幅と大股歩きの歩幅の算出方法

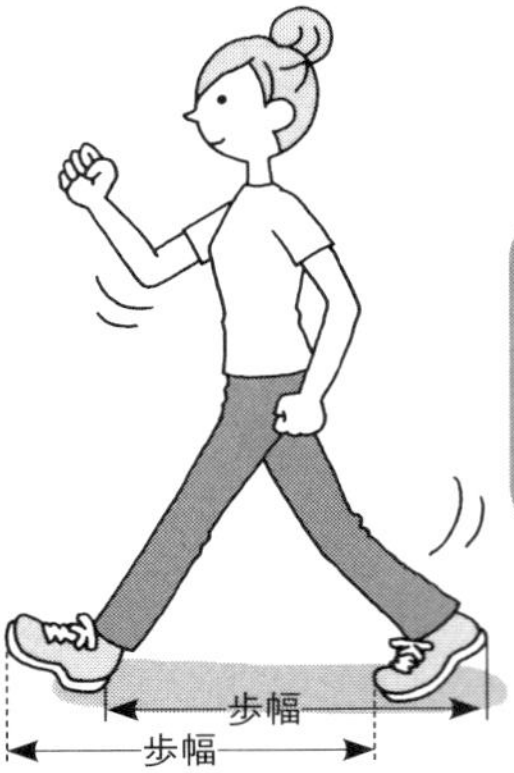

歩幅の算出方法

適正歩幅（㎝）＝自分の身長（㎝）−100
大股歩き（㎝）＝自分の身長（㎝）−90

適正歩幅で歩けるようになったら、次は大股で歩けるように練習しましょう。

10分ウォーキング（134ページ）で歩いた歩数を万歩計で測り、これにご自分の歩幅を掛けると、歩いたおおよその距離を知ることができます。これはモチベーションのアップにもつながります。

自分では意識して歩いているつもりでも、知らず知らずのうちに歩幅が小さくなっていることがよくあります。当院のある患者さんは「前を歩いている人に追いつい て、追い越すくらいの気持ちで歩くと、自然と歩幅が広がる」といいます。ぜひ、参考にしてみてください。

脳の血流が増加し、認知機能の低下を予防できる

小股歩きの人は認知症になりやすい！

東京都健康長寿医療センター研究所が認知症についての調査を行い、2013年にその結果を発表しました。70歳以上の高齢者600人以上を平均2・7年にわたって追跡調査をしたところ、年齢、家族構成、血液中の赤血球の減少、コレステロール値の低下などが認知症と関係していることがわかりました。なかでも、とくに認知症と関連が深かったのは、興味深いことに歩幅の狭さでした。この場合も、狭い歩幅が問題になります。

調査では、歩幅が「狭い人」「普通の人」「広い人」の3群に分けて追跡しました。その結果、普通に歩いたときの歩幅が「狭い人」は、歩幅が「広い人」に比べて、認知機能が低下するリスクは3・4倍も高くなることがわかったのです。とくに女性は要注意で、そのリスクは5・8倍にも跳ね上がるとされています。

小股でちょこちょことしか歩けない人は、足の筋力の低下を招くだけでなく、認知機能の低下も招きます。認知症を予防するためにも、ぜひ大股で歩けるようになりましょう。

「よみがえり体操」でアルツハイマー型を予防

認知症の予防には運動が必要だという報告もあります。

２０１０年に厚生労働省が公表したデータでは、65歳以上の７人に１人は認知症です。さらに、２０２５年には65歳以上の高齢者の約５人に１人が認知症になるという予想も発表されました。認知症が進めば寝たきりになるのはすでに述べた通りですから、認知症を予防することが重要です。

認知症は大きく分けて、脳血管性、レビー小体型、前頭側頭型、アルツハイマー型の４つに分類されます。なかでも、脳の海馬《かいば》（記憶を形成する部分）が萎縮してしまうというアルツハイマー型への関心が高まっています。アルツハイマー型は、日常生活で積極的に身体を動かしたり運動をする習慣がない人は、かかる危険性が高いと指

表4　アルツハイマー型認知症予備軍の6つのチェック

・最近の記憶が忘れっぽくなっている	□
・年度や月日を忘れてしまう	□
・場所や人の名前など、記憶が必要な会話ができない	□
・今まで興味があったことや趣味ができなくなった	□
・最近、ちょっとしたことで怒りっぽくなった	□
・身だしなみに気をつかわなくなった	□

該当する項目の□欄に✓マークを入れる。✓マークが6つあった人はアルツハイマー型認知症の疑いがある。

摘されています。

反対に、中高年になって運動習慣を持つことはアルツハイマー型に対して防御的に働くという知見もあります。

運動がアルツハイマー型の予防に効果があるのは、脳血流の増加作用が考えられます。今まで、運動をしていなかった人たちが運動を開始すると、身体の筋肉だけでなく脳への血流も増加します。その結果、認知機能の低下が予防できるのです。人によっては認知機能の向上もあります。

表4はアルツハイマー型認知症の予備軍の人を調べるチェックリストです。

この6つのチェックすべてに✓マークが入

った人はアルツハイマー型の疑いがあります。一度、かかりつけ医の先生に相談するか、地域のもの忘れ外来を受診することをおすすめします。

セルフチェック表への記入を習慣にする

高齢になると新しいことはなかなか覚えられませんが、「よみがえり体操」はたった一つの動きだけですので、誰でも簡単に覚えられます。

しかし、どんな運動でも続けなければ意味がありません。がんばって運動しても継続しなければ鍛えた筋肉は1週間後には衰えてしまうからです。その意味では、できるだけ毎日この体操を行ってほしいのですが、高齢になると運動したかどうかを覚えていない人も多いのです。

そこで当院ではセルフチェック表をつくり、「よみがえり体操」を行った日に○印をつけてもらうようにしました。ある患者さんは、壁にこの表を貼り、その下に椅子を置いたそうです。「よみがえり体操」を行ったときはすぐに記入できて便利だといいます。また、○印が記入されていない日は、その場で「よみがえり体操」を行うので、忘れることもないそうです。

神戸のデイサービスでもセルフチェック表に記入してもらったのですが、認知症にもよい影響がありました。看護師さんは次のように話してくれました。

「みなさん、お元気になったのがわかります。『よみがえり体操』を始めてから認知症の症状が進んだ人は一人もいません。むしろ、症状の改善が見られました。何もやる気が起こらなかった人が積極的に行動するようになりましたし、怒りっぽかった人も穏《おだ》やかになりました。体操はもちろんですが、セルフチェック表にご自分で書き込んでもらうことを習慣づけたのがよかったのだと思います」

毎日自分でチェックし、新しいことを習慣にすることは認知症の予防に非常に効果的です。みなさんも巻末のセルフチェック表を活用してください。なお、この表は拡大コピーをかけると見やすくて書きやすくなります。

昼間の活動量が増え、夜はぐっすり眠れる

日本人に蔓延する睡眠薬依存

みなさんはかかりつけ医の先生などに「夜眠れなくて……」と訴えていませんか。高齢者の場合、眠れないままにしておくと糖尿病や高血圧などの生活習慣病が悪化したり、脳梗塞《のうこうそく》や心筋梗塞《しんきんこうそく》のリスクが高くなるといわれています。そのため、かかりつけ医の先生は睡眠薬を処方します。日本ではとくに睡眠導入剤のベンゾジアピン系がよく処方されています。この薬の処方量はアジアはもちろんのこと、イタリアやスペイン、フランス、オーストラリアやカナダ、アメリカといった欧米圏を含めても日本が断トツです。これは睡眠薬に依存する日本人が多いということでもあります。

高齢者はちょっと寝つけないだけでも、安易に睡眠薬を服用します。しかし、睡眠薬だけに頼って眠ろうとするのは問題だとも考えています。どんな薬にも副作用があるからです。

最近では、認知症と睡眠薬は深くかかわっているといわれ、高齢者の睡眠薬依存が大きな問題になっています。ある研究では「睡眠薬の長期の服用は認知症のリスクを高める」とされています。一般に医療では、長期とは3ヵ月以上を指します。どうしても眠れないときは身体も心もつらいでしょうから仕方ないとして、3ヵ月以内に睡眠薬を使わないですむような生活習慣を身につけることをおすすめします。

夜眠れないのは、身体が疲れていないせい

当院の患者さんの中にも睡眠薬を常用している人はたくさんいます。この患者さんたちには共通していることが3つあります。①昼間はほとんど活動していない、②昼寝の時間が長い、③就寝時間が早過ぎる。そして、この3つは連鎖しています。

ある患者さんの例をお話ししましょう。この人は「夜ベッドに入っても、なかなか寝つけない」といいます。早く寝つけるように睡眠薬を飲んでいるそうです。

話を聞いてみると、昼間の活動といえば、ほとんどテレビの前に座っているだけで、自然と睡魔に襲われ昼寝をしてしまうそうです。しかもとくに仕事や用事はない

ので、20〜30分の短い昼寝ではなく2〜3時間眠ることもあるとのこと。このように長い昼寝をする人に不眠の悩みを抱えるケースが多く、これは病気で入院中の患者さんたちにも多い悩みです。

この人の場合は、昼寝を含めた合計の睡眠時間は一日10時間以上でした。

また、別の患者さんは、夜7時にはベッドに入るそうです。ところが、深夜2時を過ぎると目が覚めてしまい、その後は眠れないと訴えます。単純に計算すれば7時間は眠っているわけですから「まったくの健康ですよ」とお伝えしました。それでも、朝5時まで眠れるようになりたいと処方された睡眠薬を飲み、毎日10時間以上の睡眠を取っています。

日中は頭がボーッとしているし、気だるい状態が続くとのことですが、考えてみれば当然です。夜飲んだ睡眠薬のせいで、頭がボーッとして気だるいのです。

「幸せホルモン」が増加し、睡眠薬を手放せた

「よみがえり体操」を毎日続けたことで、睡眠薬を手放せた例を紹介しましょう。

郵 便 は が き

料金受取人払郵便

小石川局承認

1598

差出有効期間
平成29年8月
2日まで

112-8731

東京都文京区音羽二丁目
十二番二十一号

講談社 第二事業局
生活実用出版部 行

愛読者カード

今後の出版企画の参考にいたしたく存じます。ご記入のうえご投函くださいますようお願いいたします(平成29年8月2日までは切手不要です)。

ご住所 〒□□□-□□□□

お名前(ふりがな)

生年月日(西暦)

電話番号

性別 1男性 2女性

メールアドレス

今後、講談社から各種ご案内やアンケートのお願いをお送りしてもよろしいでしょうか。ご承諾いただける方は、下の□の中に○をご記入ください。

□ 講談社からの案内を受け取ることを承諾します

TY 000070-1504

本のタイトルを お書きください

a　**本書をどこでお知りになりましたか。**

1 新聞広告（朝、読、毎、日経、産経、他）　2 書店で実物を見て
3 雑誌（雑誌名　　　　　　　　　　　　）　4 人にすすめられて
5 DM　6 その他（　　　　　　　　　　　　　　　　　　　）

b　**ほぼ毎号読んでいる雑誌をお教えください。いくつでも。**

c　**ほぼ毎日読んでいる新聞をお教えください。いくつでも。**

1 朝日　2 読売　3 毎日　4 日経　5 産経
6 その他（新聞名　　　　　　　　　　　　　　　　　　　　）

d　**値段について。**

1 適当だ　2 高い　3 安い　4 希望定価（　　　　　　円くらい）

e　**最近お読みになった本をお教えください。**

f　**この本についてお気づきの点、ご感想などをお教えください。**

ある日のデイサービスで「睡眠薬を飲まなくても眠れるようになったの！」と笑顔で報告してくれたのは、84歳のNさんです。

Nさんは、それまでは家の中でも手すりにつかまりながら歩く生活でした。ところが、「よみがえり体操」を1ヵ月続けたあたりから足腰がしっかりし、関節の痛みもなくなったために、手すりを使わなくても歩けるようになりました。歩行がらくになったことで、生活そのものもらくになったといいます。痛みなく家事や身のまわりの片づけができ、億劫だった外出も気軽にできるようになりました。ご自分のやりたいことができるようになったため毎日が楽しく、テレビの前にいる時間が大きく減り、いつの間にか昼寝の習慣もなくなりました。昼間の活動量が多くなったせいで、夜は心地よい疲れを感じるそうです。気づいたら、睡眠薬を飲まなくてもベッドに入ったらすぐに眠たくなり、朝まで目覚めることもなくぐっすり眠れると聞きました。身体を使って疲れることは重要なのです。

「よみがえり体操」は1つの動作をリズミカルに繰り返すだけの単純な反復運動です。でも、この単純な反復運動には、じつは身体だけでなく脳に特有の刺激を与える効果もあります。

私たちの体内にはセロトニンというホルモンが分泌されています。このホルモンのほとんどは消化管に存在し、残りは血液中と脳内に分布しています。

最近注目されているのが脳内のセロトニンの働きです。脳内のセロトニンは気分や感情のコントロールに欠かせない物質で、別名「幸せホルモン」とも呼ばれています。脳内のセロトニンの分泌量が減少すると情報伝達がスムーズに行われなくなり、うつ病に似てやる気が起こらなかったり、何事にも興味がもてなかったり、妙に不安になったり、不眠症になったりします。

Nさんが毎日を楽しく感じられるようになったのは、「よみがえり体操」の反復運動で脳内の「幸せホルモン」が増えたせいだと考えています。

ダイエット効果で、「メタボ」も「ロコモ」も予防

「よみがえり体操」で「メタボ」を防ぐ

当院の患者さんの中には、体型を気にする人がたくさんいらっしゃいます。若い人だけでなく、70歳を過ぎた女性からも「このおなか、メタボかも。何とか引っ込まないかしら」などと相談されることがよくあります。そんなときは「女性はいつまでも美しくありたいのだな。これが元気の源《みなもと》なのかもしれないな」と感じます。

みなさんもよくご存じの「メタボ」は、メタボリックシンドローム（内臓脂肪症候群）の略称です。腹腔内に脂肪が蓄積することによって、高血圧や糖尿病、脂質異常症（高脂血症）などの生活習慣病が2つ以上重なって起こります。この状態は心筋梗塞や脳梗塞の原因となる動脈硬化を急速に進行させる要因です。

そこで、メタボと診断されると「もう少しやせてくださいね」などといわれ、ダイエットをすすめられます。

しかし、高齢者の場合、脂肪は免疫の働きも担っていますので、ダイエットは健康体重の範囲内で行うことが大事です。ご自分の健康体重を知るには、ＢＭＩ（ボディー・マス・インデックス）といって、体重と身長の関係から肥満度がわかる体格指数を計算するのがいいでしょう。

ＢＭＩの算出方法

体重（kg）÷｛身長（m）×身長（m）｝

たとえば、体重が60kgで身長が１５３cmの人のＢＭＩは、60÷（1・53×1・53）＝25・6となります。健康体重は、一般にＢＭＩの数値が18・5以上25未満とされていますから、25・6の人は若干メタボといえるでしょう。

最近は、ダイエットのためにジョギングやウォーキング、散歩などに励む人がたくさんいます。64ページに戻って表3をもう一度見てください。運動には、ジョギングやウォーキングなどの有酸素運動と、ウエイトリフティングやスクワットに代表される筋トレなどの無酸素運動の2種がありましたね。

じつは、有酸素運動と無酸素運動では身体の中で使われるエネルギーが異なります。有酸素運動ではおもに脂肪を、無酸素運動ではおもにグリコーゲン（糖質）を使います。そのせいで以前は、ダイエットには脂肪が使われやすい有酸素運動が推奨され、無酸素運動は脂肪が使われにくいので不向きとされてきました。

たしかに脂肪を燃やすには有酸素運動が有効ですが、有酸素運動しかやらないと弊害もあります。次第に身体が長距離ランナーのように有酸素運動に適した「低燃費体質」に変化し、筋肉も細くなってしまいやせにくくなります。

そんな経緯もあって、最新の研究では、適度に白筋を鍛えておくと日常生活でも糖質が消費されるので、基礎代謝（生きていくために最低限必要な活動、たとえば内臓を動かしたり体温を維持するために使われるエネルギー量のこと）の向上につながると判断し、ダイエットに効果があると考えるようになりました。筋肉量が増えると、同じ生活をしていても基礎代謝が高くなるので消費カロリー量が多くなります。つまり、太りにくくなります。

ダイエットを考えるなら、「よみがえり体操」＋「10分ウォーキング」（134ページ）が有効です。

また、日常生活の中で有酸素運動をする時間がつくれないという人には、簡単に基礎代謝を上げる方法を紹介します。それは、正しい姿勢で生活することです。立った姿勢で次の4つを意識してみましょう。

正しい立ち姿勢

①お尻の穴を少し締める意識
②おなかに軽く力（腹圧）を入れる意識
③背筋が上から引っ張られているように伸びている意識
④上半身の力を抜いて胸を張っている意識

これだけで、自然と正しい立ち姿勢に落ち着きます。深部の筋肉が鍛えられて基礎代謝が上がりますのでぜひ、試してみてください。

「ロコモ」予防と「7つのロコチェック」

みなさんは「ロコモ」という言葉をご存じですか。ロコモティブシンドローム（運動器症候群）の略で、日本整形外科学会では「骨、関節、軟骨、椎間板、筋肉といっ

図14　ロコモティブシンドロームの概念図

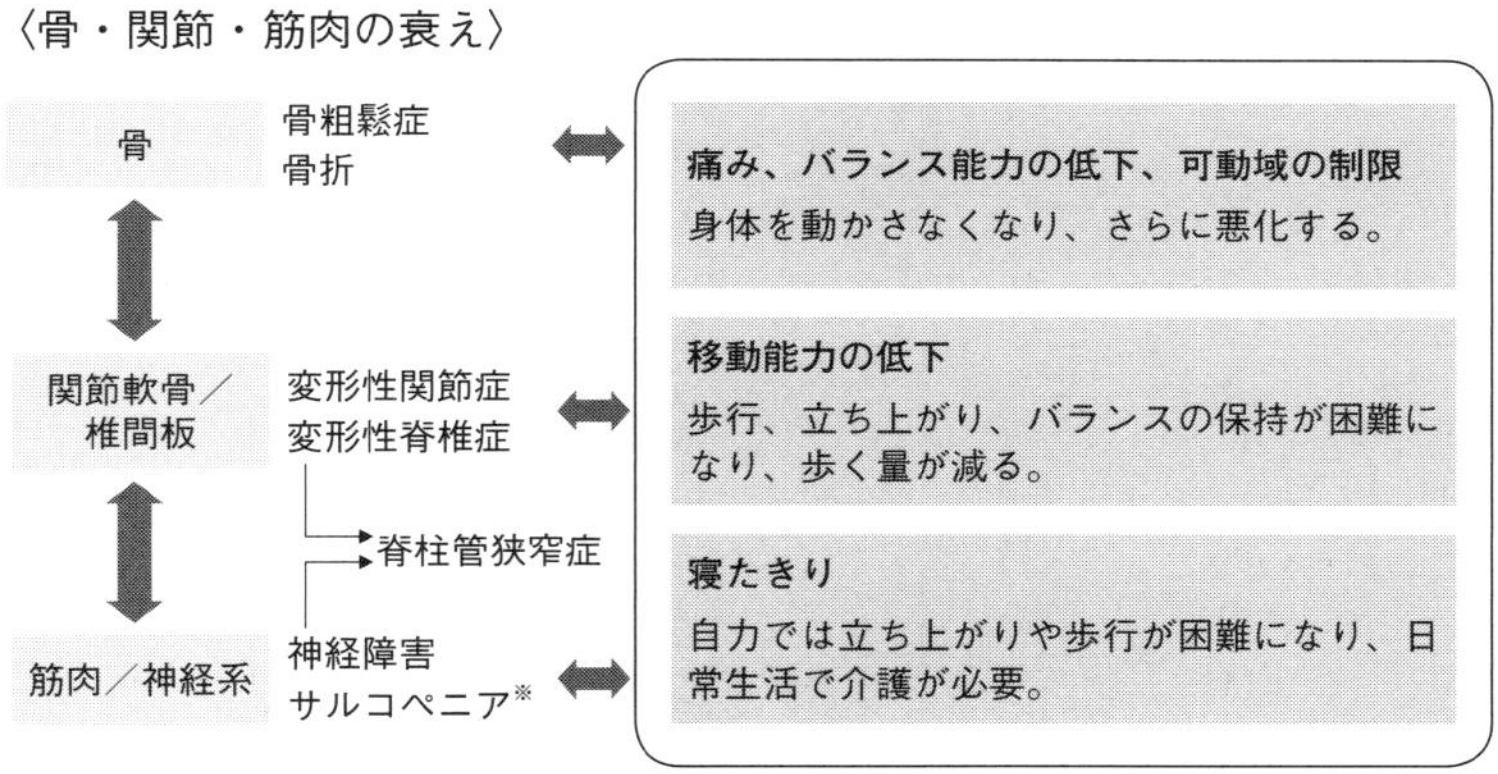

図版：ロコモチャレンジ！ より一部改変

た運動器のいずれか、あるいは複数に障害が起こり、『立つ』『歩く』といった機能が低下している状態」と定めています。

図14は、ロコモの概念図です。図中のサ※ルコペニアとは、加齢とともに筋肉量や筋力が著《いちじる》しく減り、身体機能の低下が起こることです。

内閣府が発表した「平成27年版高齢社会白書」によると、日本人の総人口に占める65歳以上の割合は26・0％で、4人に1人が65歳以上という超高齢化社会です。

そして、2025年には3人に1人が65歳以上の高齢者になると推定されています。高齢人口の増加に伴い、寝たきりや要介護状態になる人も急増することが予想されます。

このことから整形外科医と医療従事者を中心に、いつまでも自分の足で歩くために運動器を長持ちさせ、ロコモになるのを予防し、寝たきりを防ごうという啓発活動が行われています。肥満の人だけでなく、やせ過ぎている人もロコモ予備軍になる可能性があります。やせ過ぎは筋肉量が少なく骨量も低いために骨粗鬆症になりやすいのです。

ロコモかどうかは左ページの「7つのロコチェック」で判断できます。問診欄を読んで該当したら、右の□に✓マークを入れましょう。

さて、あなたはいくつ✓が入りましたか？　1つでもあった人は要注意です。「よみがえり体操」でロコモ脱出を目指しましょう。

「メタボ」と「ロコモ」の深い関係

僕は、メタボとロコモは非常に密接な関係があると考えています。メタボで体重が重くなれば、膝や腰に負担がかかりますから、何も手を打たないとロコモにもなりま

7つのロコチェック

	問診欄	✓
1	片足立ちで靴下がはけない	□
2	家の中でつまずいたりすべったりする	□
3	階段を上がるのに手すりが必要である	□
4	家のやや重い仕事（掃除機の使用、布団の上げ下ろしなど）が困難である	□
5	2kg（1Lの牛乳パック2個程度）の買い物をして持ち帰るのが困難である	□
6	15分くらい続けて歩くことができない	□
7	横断歩道を青信号で渡りきれない	□

ロコモチャレンジ！ より

す。また、ロコモで運動器の機能が低下すると、どうしても身体を動かさなくなりますから、メタボにもなります。

メタボはウエスト周囲長（男性は85㎝以上、女性は90㎝以上）が一つの診断基準になるせいもあって、日本中に広く知れわたりました。２００６年には流行語大賞にもノミネートされたほどです。

しかし最近、厚生労働省はこの診断基準を見直すことを発表しました。２０１８年からのメタボ検診では、ウエスト周囲長に異常がなくても、血圧などの検査値が基準を超えていれば指導対象とするようです。

一方のロコモは日本整形外科学会が２００７年から提唱し、啓発活動を続けているにもかかわらず、今ひとつ浸透していないのが実情です。

メタボに比べて、ロコモは見た目で判断するのがむずかしいのが大きな要因の一つですが、それだけではありません。ご本人もまわりの人も「年を取っているから身体が動かなくなるのは仕方ない」と決めつけてしまっていることに問題があります。だから、多くの人は積極的に運動をしないのでしょう。

図15 「メタボ」も「ロコモ」も寝たきりの原因

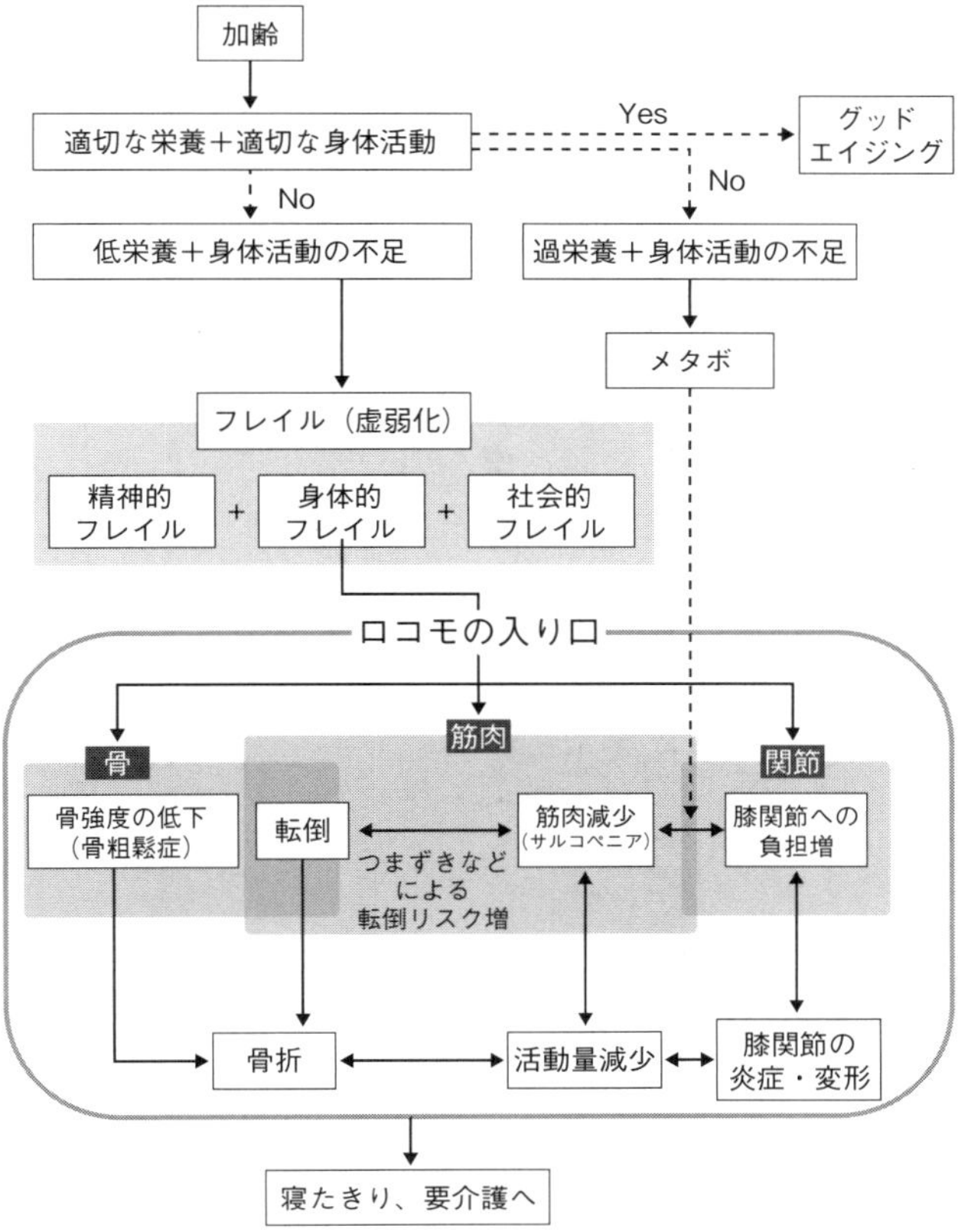

図版：アクティブシニア「食と栄養」研究会ホームページより

図15（101ページ）は加齢とともにメタボ、ロコモ、サルコペニア、フレイルなどが起こり、何も手を打たないと介護が必要となり、寝たきりになることを表しています。「フレイル」は初耳かもしれませんが、虚弱化することをいい、精神的フレイル、身体的フレイル、社会的フレイルの３つがあります。僕はフレイルをひとことでいうと「生きる意欲が低下する」ことだと思っています。健康寿命を下げないためにも、運動器を長持ちさせることは重要です。

「サルコペニア肥満」は「メタボ」より怖い！

最近、テレビの健康情報番組などでよく耳にする「サルコペニア肥満」。サルコペニアは「加齢とともに筋肉量や筋力が著しく減り、身体機能の低下が起こること」でしたね。サルコペニア肥満で多いのは、見た目はポッチャリくらいでも筋肉が減少し、脂肪が蓄積した肥満症の人です。女性の場合は脂肪が蓄積しやすくなる40代から注意が必要です。ただし、筋肉が減っても脂肪が増えるため、全体として体重や体型が変わらない場合があります。ですから、ご自分やまわりの人も気づきにくいかもしれません。ロコモとメタボが引き金になって起こります。

サルコペニア肥満は、一般的な肥満より糖尿病になるリスクが高くなります。筋肉は糖の代謝も行っていますが、筋肉が減ると糖の代謝ができなくなり、血糖値が上がってしまいます。これが、サルコペニア肥満はメタボよりも怖いといわれる理由です。

自分の足で歩けなくなることは、ある意味では「メタボ」よりも深刻で残酷な結果になります。そうなる前に「よみがえり体操」を生活習慣に取り入れてください。ロコモもメタボも予防できます。

意欲が生まれ、前向きに生きられる

効果が実感できるから意欲がよみがえる

神戸のデイサービスで「よみがえり体操」を継続したみなさんは、わずか3ヵ月で見違えるほど元気になりました。

これは、集団で行ったことで効果が2倍にも3倍にも跳ね上がったのだと考えられます。ご自分の身体の変化が実感でき、まわりの人の変化も目の当たりにできますから、自然と意欲がアップします。意欲がアップすると人生も前向きに考えられるようになります。このことはデイサービスの看護師さんも認めています。

「3ヵ月前と今とでは、みなさんの元気度がまったく違います。昨日より回数を多くしたいと、みなさんとても意欲的です。運動嫌いでがんこだった人も、みなさんがわいわい楽しそうに『よみがえり体操』を始めたのを見て、参加するようになりました。この場に一体感が生まれたこともとてもうれしいです。素晴らしい変化をもたらしてくれたこの体操は、これからも続けていきたいですね」と話してくれました。この話を聞いて、この運動が本当に必要な人のお役に立っていることがわかり、うれしくなりました。

「よみがえり体操」はデイサービス事業の機能訓練Ⅱに該当し、リハビリの一環として認められています。よく「リハビリ」はつらいといわれますが、こんなリハビリならやってみたい人も多いのではないでしょうか。今後ますます多くのデイサービスなどで行われれば、元気な高齢者が増えると確信しています。

コミュニケーション力もアップする

「高齢者に一番大切なのはコミュニケーション能力」という声もあります。実際に、仕事柄多くの高齢者と接している人は「友人がいるかどうか、社会とかかわる機会がどれだけあるかどうかで、その人の幸せが決まるのではないか」といいます。

とくに定年まで勤め上げた男性に多いのですが、わがままで自分のことしか考えず、人の話も聞かずプライドが高い人は、スムーズな人間関係を築きにくいようです。会社を去ってもなお、肩書を振りかざしてコミュニケーションを取ろうとします。しかし、現実には過去の肩書は通用しません。そのため、いきなり自分自身を表現できる場がなくなり途方にくれる人も少なくありません。家族の中ばかりでなく社会からも孤立しがちです。

そんな人にこそ、「よみがえり体操」が一役買います。親やパートナーなど家族でやれば、家族のコミュニケーションが深まります。デイサービスなどでは共通の話題になりますから、仲間ができます。今日のご自分の身体の調子もわかりますから、自分自身とのコミュニケーションともいえるでしょう。

こんなふうにコミュニケーション力のアップにも「よみがえり体操」は有効です。

高齢者は好奇心が必要

当院の患者さんの中には、いつも若々しくてお元気な人がいます。変形性膝関節症の持ち主で慢性的な膝の痛みを抱えていましたが、「よみがえり体操」を日課にしたことで走ることも可能になりました。88歳ですが、とてもその年齢には見えません。

ある日の施術のあとで、「どうしたら、そんなに若々しくいられるのですか？」とたずねたことがあります。すると、「年を重ねることと老いることは違うのよ」とやさしい声で語ってくれました。

「年を重ねること」は年輪のようなもので、これまでの経験が輝きとなって内側から表れるそうです。一方、「老いること」は自分の可能性をあきらめてしまうことで、好奇心を失ったときに人は老いるといいます。そういう意味では若い世代でも老いていると感じることがあるともいいます。

この患者さんは、昨日の自分と比べて一歩でも前に進めていたら幸せを感じることができ、たとえ半歩でも進み続けることが大事だと考えているそうです。お話を聞いているうちに、こんな前向きな日々の積み重ねが、若々しさや元気となって表れているのだと納得しました。

今を生きる高齢者の多くは孤独と退屈に耐える毎日です。孤独や退屈はうつ病の引き金になったり、認知症に拍車をかけます。現状に耐えるだけの毎日では好奇心を奪われてしまうのはもちろんのこと、生きる意欲も見失います。輝きを失わないためには好奇心を持ち続けることがポイントです。

もし、社会活動に参加するチャンスがあるなら、積極的に手をあげてください。とくに、身体を痛みなく動かせる人はシルバー人材センターで働くことやボランティアに参加するのもいいでしょう。ご自分の能力を活《い》かせたり、人から頼りにされたりするのは、生きる意欲がよみがえります。「早くお迎えがこないかなぁ」と長時間をテレビの前で過ごす生活より、ずっと前向きに生きられます。

社会活動に参加するには動ける身体が必要です。そのためにも腰を浮かせるだけでいい「よみがえり体操」を日課にすることをおすすめします。

第3章

もっと身体がらくになる！
症状別「よみがえりストレッチ」

「よみがえりストレッチ」で筋肉を柔軟にする

「よみがえり体操」で鍛えた太ももの前側やお尻、足の後ろ側のハムストリングス……。せっかくなら、その効果をさらにアップさせたいと思いませんか。

猫や犬が前足を伸ばしグーッとお尻を突き出したり、反対に、身体を前に反らせて後ろ足をストレッチしているのを見たことがありませんか？　全身の筋肉が伸びているのがよくわかり、とても気持ちがよさそうですね。

そこで、この第3章では、鍛えた筋肉を効率よく気持ちよく伸ばすことができる「よみがえりストレッチ」をご紹介します。

「よみがえり体操」で筋肉を鍛えると血流がよくなり、酸素や栄養が筋肉に行きわたりやすくなります。そのうえで、ストレッチで筋肉を伸ばすことによって筋肉の柔軟性が高まりますし、関節の可動域（動かすことのできる範囲）が広がります。

その結果、日常生活で立ったり座ったり歩いたりといった、身体を動かすことがらくにできるようになります。また、ストレッチには呼吸を整えたり、緊張をやわらげる効果もあるといわれていますから、心身のコンディションを整えるためにもおすすめです。

「よみがえり体操」にプラスして行うことで、これらの相乗効果があることから「よみがえりストレッチ」と名づけました。

この「よみがえりストレッチ」には、太ももの前側の筋肉を伸ばす「大腿四頭筋《だいたいしとうきん》のストレッチ」、太ももの後ろ側の筋肉を伸ばす「ハムストリングスのストレッチ」、お尻の筋肉を伸ばす「臀部《でんぶ》のストレッチ」の3種があります。「よみがえりストレッチ」を行うときのポイントを表5（113ページ）にまとめました。これさえ守れば、安全で効率よく筋肉を伸ばすことができます。ぜひ、一読してください。

さらに、ストレッチではありませんが、「よみがえり体操」にプラスして日常生活の習慣にしていただきたいことがあります。それは「10分ウォーキング」です。「よみがえり体操」を行ったあとに、たった10分歩くだけで大きな効果があります。

次に、お悩みの症状からおすすめの「よみがえりストレッチ」と運動をまとめましたので、参考にしてください。

・足の筋力が低下している人、足が上がらない人、膝に痛みがある人、股関節《こかんせつ》に痛みがある人→大腿四頭筋のよみがえりストレッチ（114ページ）を行いましょう。

・「老人姿勢」が気になっている人→ハムストリングスのよみがえりストレッチ（120ページ）がおすすめです。

・慢性の腰痛に悩んでいる人→臀部のよみがえりストレッチ（128ページ）でお尻の筋肉をゆるめましょう。

・老化・認知症・メタボ・ロコモ・サルコペニアを予防したい人、ダイエットしたい人→「よみがえり体操」＋「10分ウォーキング」（134ページ）でしっかり予防できます。

あなたにピッタリの運動がわかったら、症状改善のために、ぜひ実践してください。「善は急げ」という諺《ことわざ》もあります。今から一緒に始めましょう。

表５　「よみがえりストレッチ」を行うときのポイント

- 緊張をほぐして筋肉を伸ばすことを心がけること。
- どこが伸びているか、伸ばす筋肉を意識すること。
- 伸ばしているときは、口からできるだけ長く息を吐《は》くこと。
- 無理して回数を増やしたりやり過ぎないこと。やり過ぎると筋肉痛になることがある（無理をしていないのに筋肉痛が発生したときはすぐに中止し、２～３日休んで様子を見る。長引く筋肉痛や筋肉のこわばりはリウマチの疑いがある）。
- とにかく１ヵ月は継続すること（高齢者では１ヵ月後くらいから効果が表れることも多い）。

足の筋力が低下している人、足が上がらない人、膝に痛みがある人、股関節に痛みがある人

大腿四頭筋のよみがえりストレッチ

懐かしい話ですが、名古屋の100歳の双子姉妹で有名になった「きんさんぎんさん」を覚えている人も多いのではないでしょうか。お二人はいつもきちんと正座をしていましたね。正座ができる人は足腰のために毎日1分間の正座がおすすめです。当院の高齢の患者さんでも足腰に痛みを抱えていない人たちは、みなさん正座ができます。98歳のHさんは正座を日課とし、ストレッチも欠かしません。そのかいあって、今でも杖《つえ》を使わずに一人で歩けます。

正座はできるけれど、足の筋力の低下を実感している人や足が上がらないという人なら、大腿四頭筋のよみがえりストレッチを日課にしてください。このストレッチは正座の姿勢から後ろに倒れるだけですが、正座よりも太ももの前側の筋肉をしっかり伸ばせます。さらに、ふだんは伸ばす機会の少ない身体の前面の筋肉までよく伸びます。「よみがえり体操」とともに毎日の習慣にすることで太ももの前側の筋肉を鍛え

柔軟性もよみがえりますから、筋力がアップし、足も上がりやすくなります。

じつは正座ができなくなると、変形性膝関節症《へんけいせいしつかんせつしょう》が疑われます。この疾患《しっかん》は大腿四頭筋が縮んでかたくなったせいで膝の関節が圧迫され、関節の滑液《かつえき》が減少し、関節の隙間が狭くなってしまった状態です。そのままにしておくと関節の軟骨《なんこつ》が次第にすり減り、関節そのものが錆《さ》びついてしまい、ひどくなると歩けないほどの痛みが生じます。変形性股関節症《へんけいせいこかんせつしょう》も骨が変形したり軟骨がすり減ることで痛みが起こります。

痛いからといって伸ばさないでいると、筋肉はますます縮んでかたくなります。その結果、痛みも増します。変形性膝関節症や変形性股関節症に進んでしまう前に、膝や股関節に慢性の痛みがあって正座ができない人は、118ページの寝たまま編で大腿四頭筋を伸ばしてゆるめましょう。この筋肉がゆるむと痛みもやわらぎます。

また、膝や股関節に痛みはないけれど、正座ができないという人は、湯船の中で正座の練習をしてみてください。湯船の中では浮力が働きますから、体重が関節に直接かかるのを防げます。関節も温まりますから可動域が広がり、らくに座れます。座ったり立ったりするときは、安全のために湯船の縁につかまることも忘れずに。

大腿四頭筋のよみがえりストレッチ 正座編

正座ができる人は、正座の姿勢からそのまま後ろに寝転んでください。これが「大腿四頭筋のよみがえりストレッチ」です。50代であれば、これができることを目標にしましょう。

このストレッチのいいところは、大腿四頭筋が伸ばせるのはもちろん、ふだん伸ばさない身体の前面の筋肉がよく伸びますから、胃腸などの代謝アップの効果もあります。なお、膝や腰に痛みが出る場合はすぐに中止してください。

1

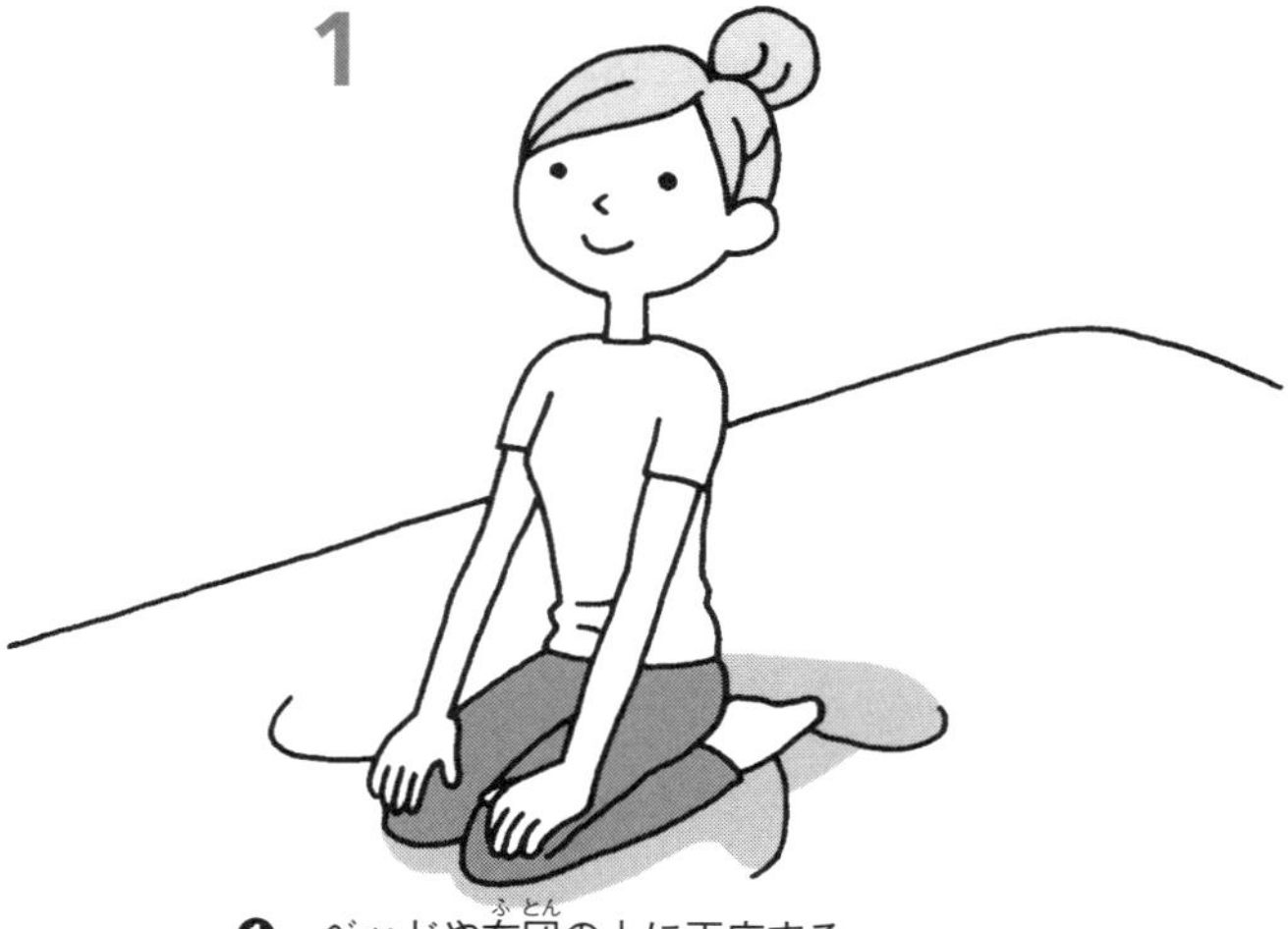

❶ ベッドや布団《ふとん》の上に正座する。

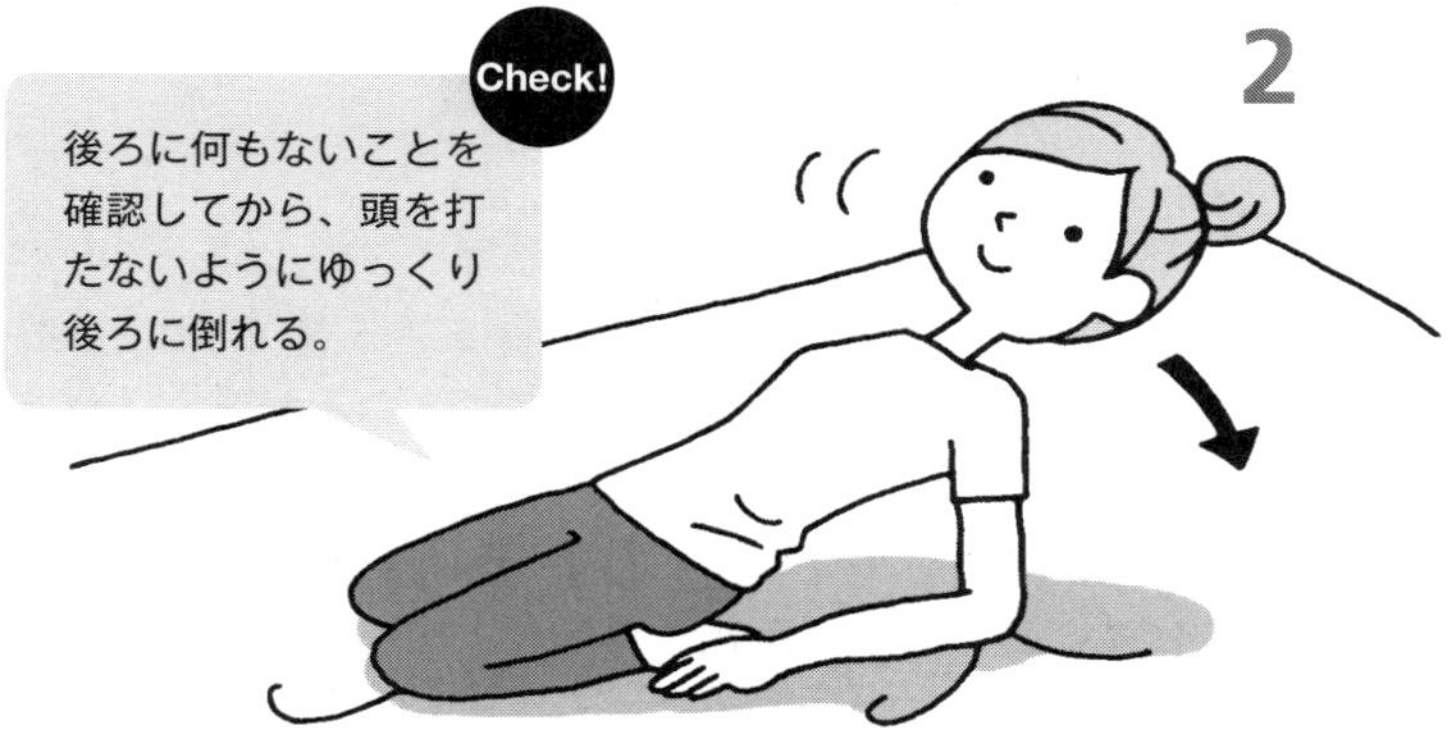
2
Check!
後ろに何もないことを確認してから、頭を打たないようにゆっくり後ろに倒れる。

❷ 両肘は身体の横につき、頭を打たないように
ゆっくりと後ろに寝転んで仰向けになる。

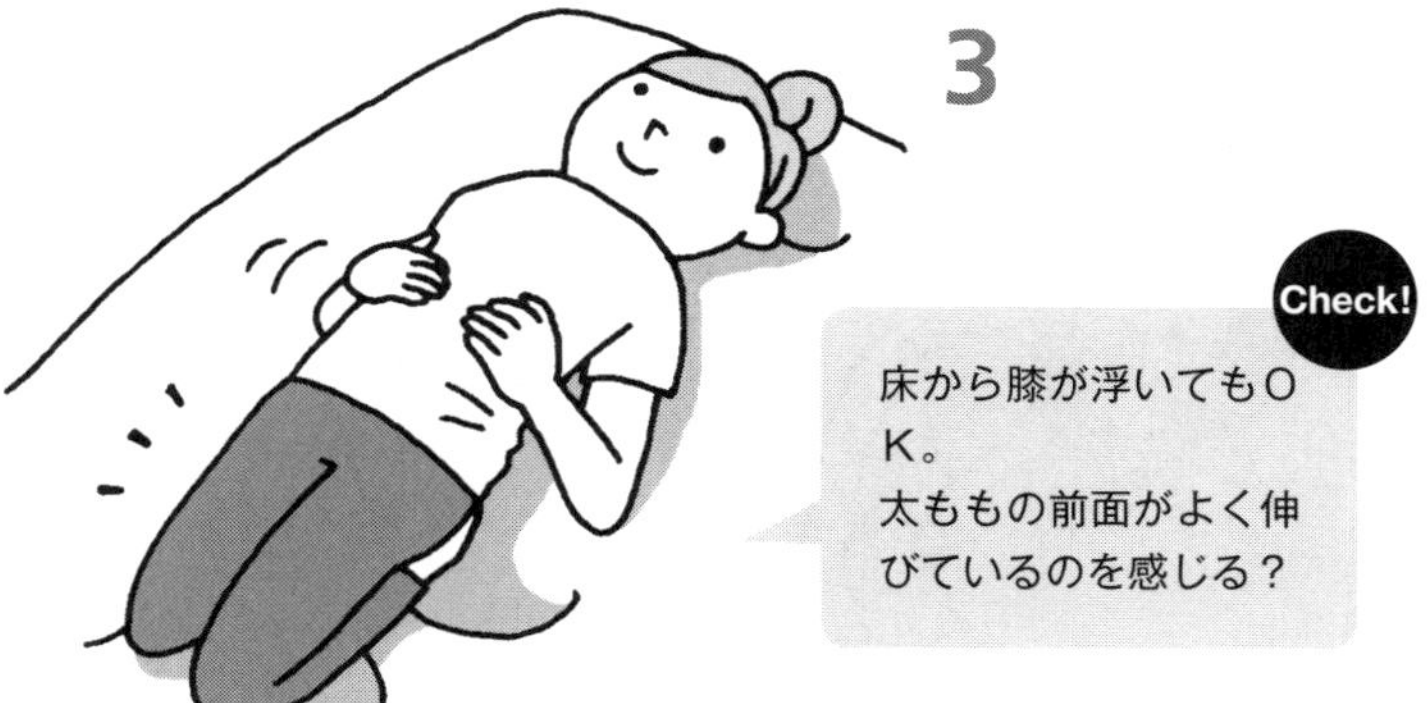
3
Check!
床から膝が浮いてもOK。
太ももの前面がよく伸びているのを感じる？

❸ 手はおなかの上に置いて、そのまま1分キープ。
両肘をつきながら身体を起こし、ゆっくりと元の位置まで戻す。

大腿四頭筋のよみがえりストレッチ 寝たまま編

膝や股関節に痛みがあって正座ができない人は、この寝たまま編で大腿四頭筋を伸ばすのがおすすめです。「よみがえり体操」とこのストレッチを続けていると痛みは軽減します。

かかとがお尻につかなくても心配しないでください。毎日続けることで筋肉に柔軟性が増し、徐々にかかととお尻が近づくようになります。いずれ正座ができるようになります。

1

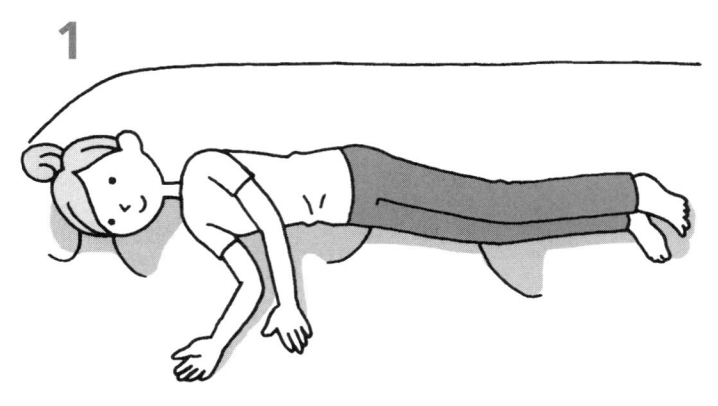

❶ まず、左足の太ももを伸ばす。ベッドや布団の上に、身体の右側を下にして横になる。

2

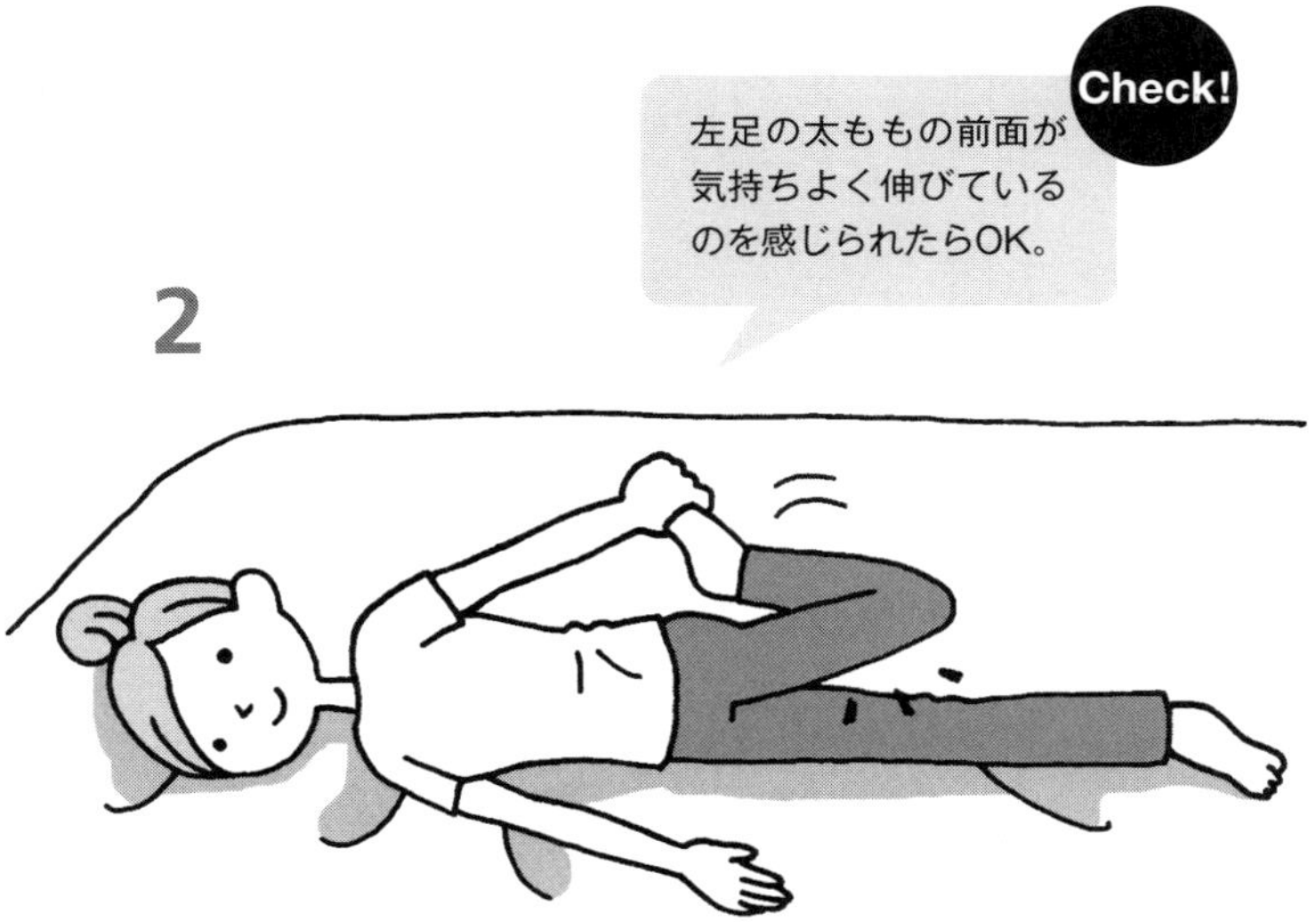
Check!
左足の太ももの前面が
気持ちよく伸びている
のを感じられたらOK。

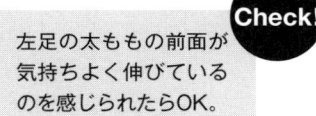

❷　左足を後ろに曲げる。左手で左足のつま先をつかみ、そのまま15秒キープする。次に左側を下にして寝て、右足も同様に行う。

「老人姿勢」が気になっている人

ハムストリングスのよみがえりストレッチ

年を重ねると、77ページで述べたように「老人姿勢」の人が増えます。図16の右側が、まさにその姿です。

高齢者は立ったり歩いたりするときにバランスを保つために、どうしても前傾姿勢になります。このとき、太ももの後ろ側にあるハムストリングスという筋肉はつねに縮んだ状態です。しかも、前傾姿勢が続くと足を持ち上げるときなどに働く筋肉も縮んでかたくなってしまいますから、ハムストリングスがこの筋肉の働きまで補うことになります。ハムストリングスはオーバーワークで、緊張状態が続いているのです。

そこで、この「老人姿勢」を改善するには、ハムストリングスが鍵を握ります。

34ページに戻って図5を見てください。ハムストリングスは外側にある大腿《だいたい》二頭《にとう》筋《きん》、内側にある半腱様筋《はんけんようきん》と半膜様筋《はんまくようきん》の3つから構成されています。その働きは膝を曲げる、股関節を後ろへ持ち上げる、骨盤《こつばん》を後ろへ傾けるなどがあります。太ももの後

図16　老人姿勢を改善

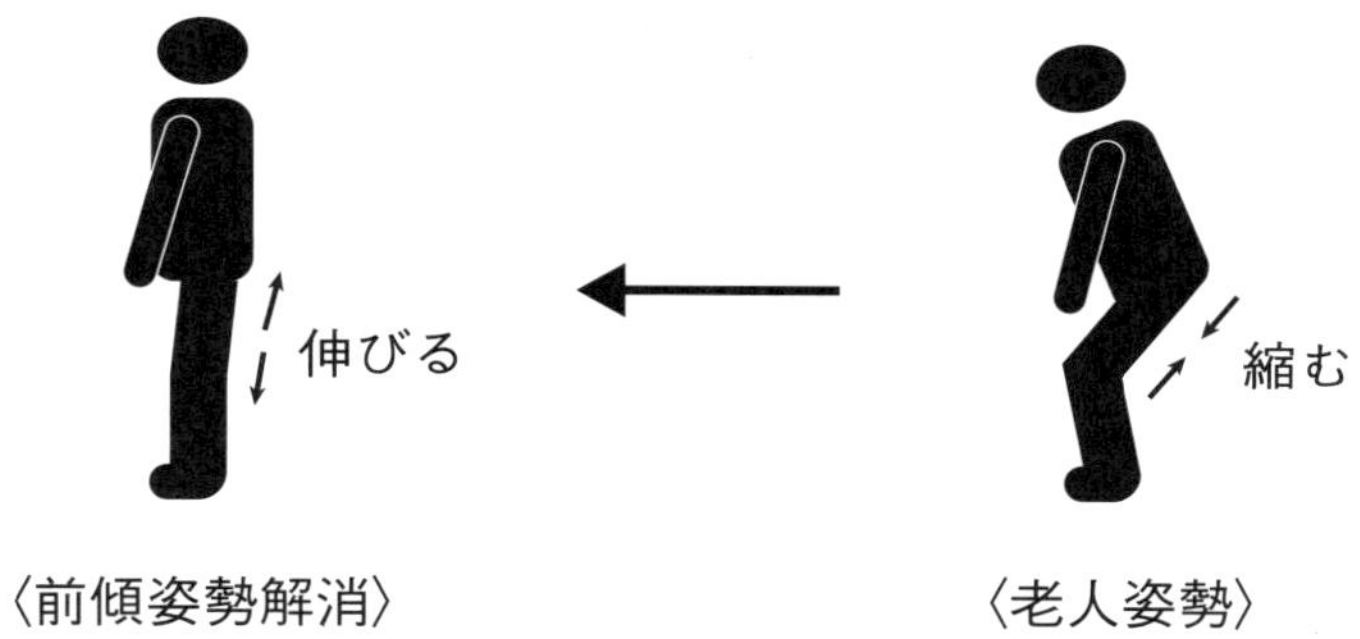

ろ側にありながら、膝関節、股関節、骨盤の3つの関節を動かすことができますから、ハムストリングスの柔軟性を高めておくことが重要です。

「よみがえり体操」で足を鍛えたら、「よみがえりストレッチ」でハムストリングスを伸ばして緊張をゆるめましょう。

ハムストリングスが伸びると、図16の左側のように膝が前に出なくなるので、「老人姿勢」特有の前傾が解消します。すると歩行時のバランスも改善されますから、大股で歩けるようになります。

このストレッチには初級編、上級編、寝たまま編の3種があります。ご自分の体力に合わせてスタートしてください。

ハムストリングスのよみがえりストレッチ 初級編

このストレッチなら、簡単に効果的にハムストリングスを伸ばせます。しかも、足の後ろ側のほとんどの筋肉を同時に伸ばすことができます。上半身を倒せば倒すほど、ストレッチ効果は高くなります。

最初は無理せず、初級編から始めましょう。

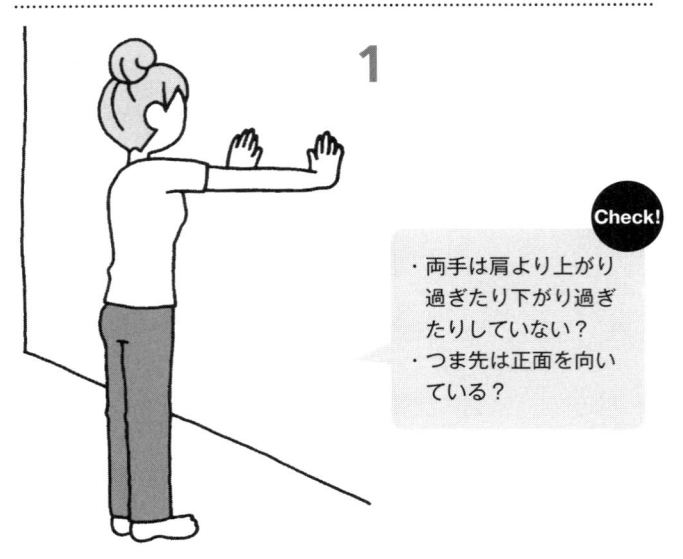

1

Check!

・両手は肩より上がり過ぎたり下がり過ぎたりしていない？
・つま先は正面を向いている？

❶ 壁など倒れないものの正面に立ち、肩の高さで両手をまっすぐ前に伸ばして手のひらを壁につける。このとき、足は閉じたままでつま先は正面に向ける。

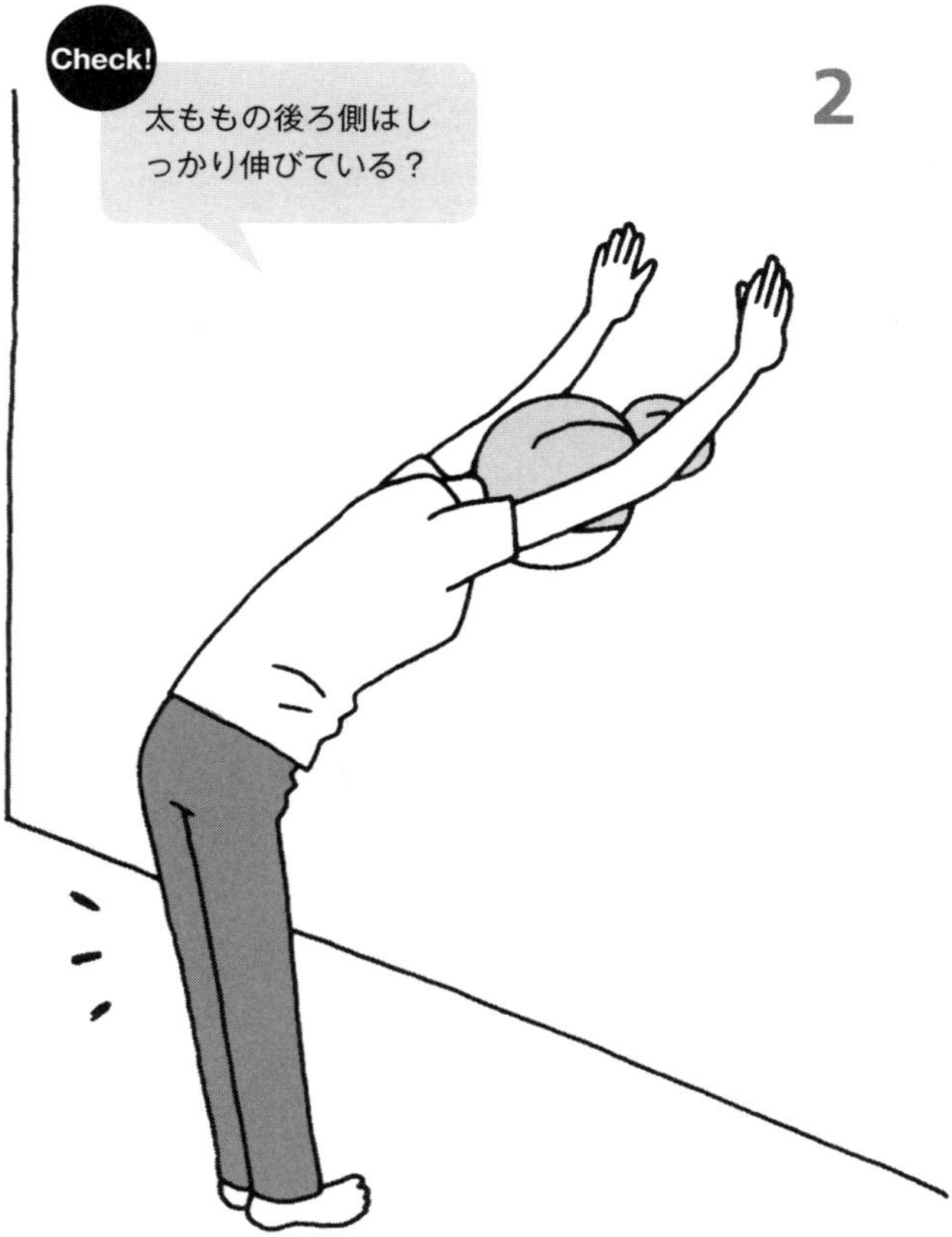
Check!
太ももの後ろ側はしっかり伸びている？
2

❷　その位置で上体を前に倒しながら、身体全体を後ろへ引く。太ももの後ろ側が伸びていると感じたところで15秒キープしたら、元の位置まで戻す。

ハムストリングスのよみがえりストレッチ　上級編

足を前でクロスさせてから、初級編と同じように上半身を倒すと、さらに効果がアップします。初級編に慣れたらチャレンジしましょう。

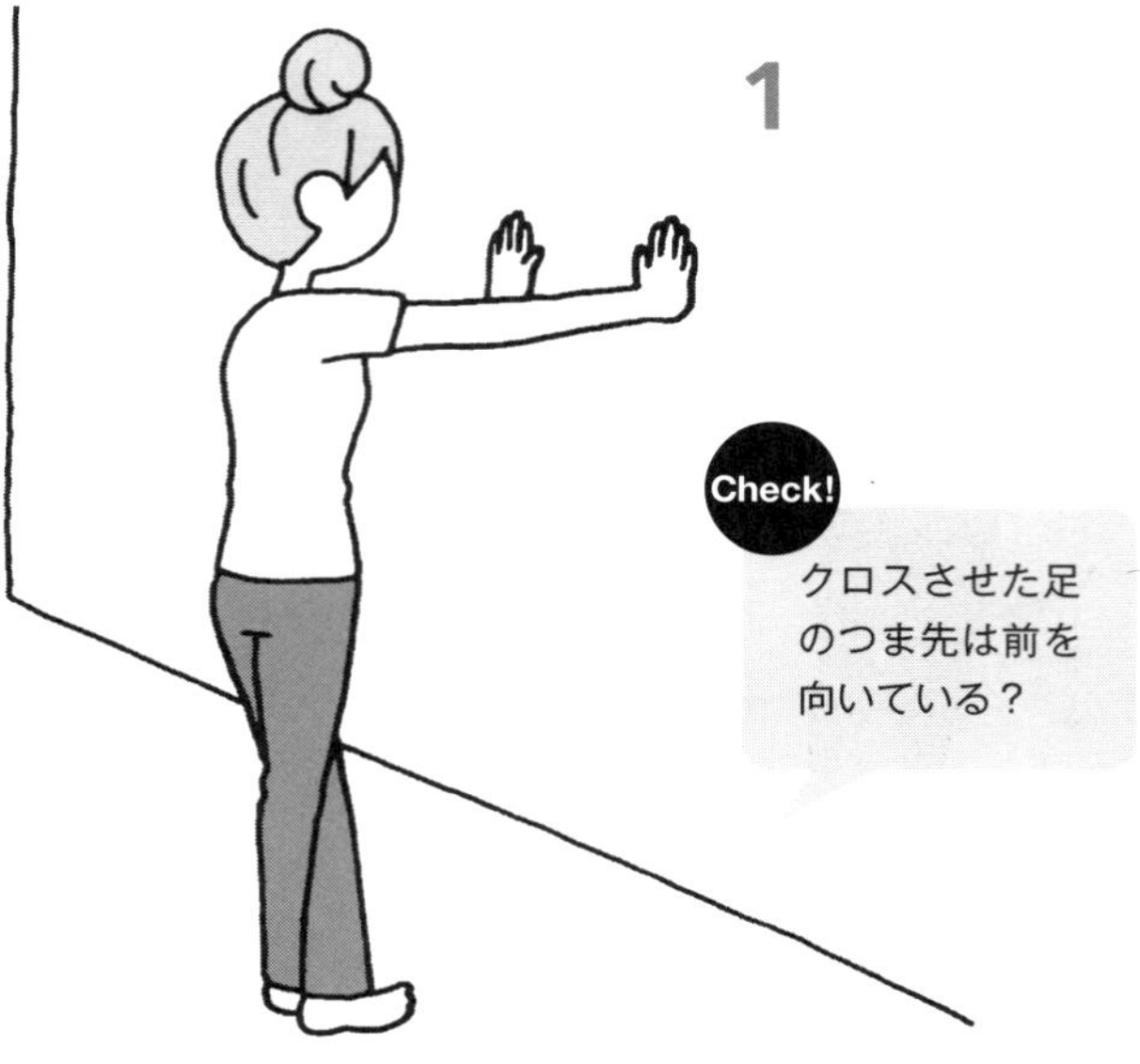
1
Check!
クロスさせた足のつま先は前を向いている？

❶ 壁など倒れないものの正面に立ち、肩の高さで両手をまっすぐ前に伸ばして手のひらを壁につける。左足を前に出してクロスさせ、つま先は正面に向ける。

Check!
右足のハムストリングスが伸びているのを感じられる？

2

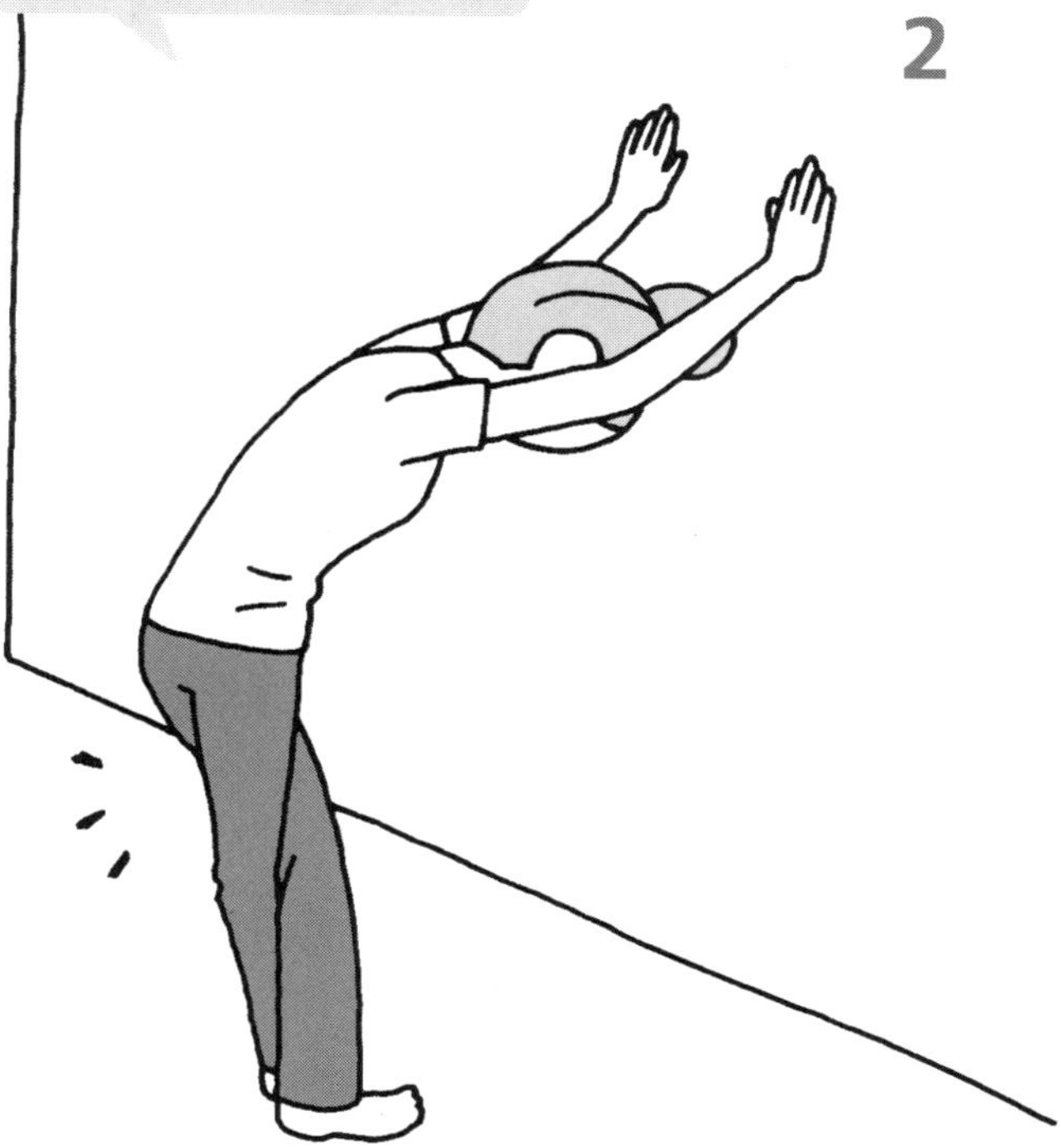

❷ その位置で上体を前に倒しながら、身体全体を後ろへ引く。右足の太ももの後ろ側が伸びていると感じたところで15秒キープしたら、元の位置まで戻す。クロスする足を替えて、反対側も同様に行う。

ハムストリングスのよみがえりストレッチ 寝たまま編

壁に手をつけて立つとふらつくようなら、寝たままできるこの方法がおすすめです。フェイスタオルが１枚あれば安全で確実にハムストリングスを伸ばすことができます。

股関節に痛みが出る場合は、すぐに中止してください。

フェイスタオルの長い面を三つ折りにする。

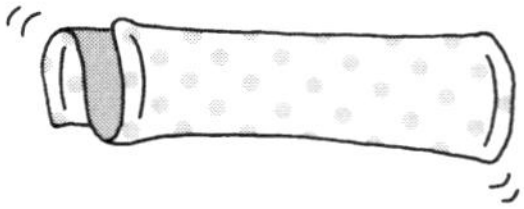

1

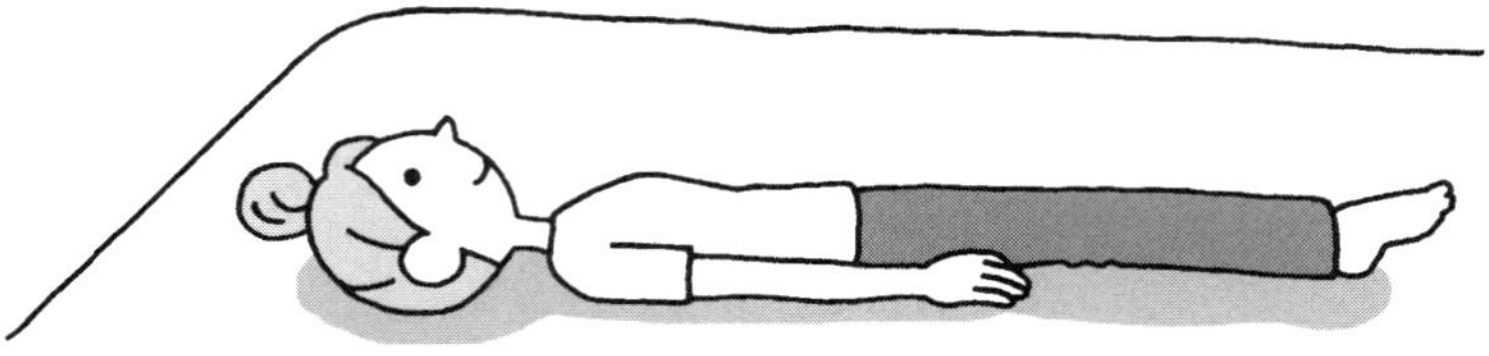

❶ フェイスタオルは長い面を三つ折りにする。
ベッドや布団の上に仰向けになる。

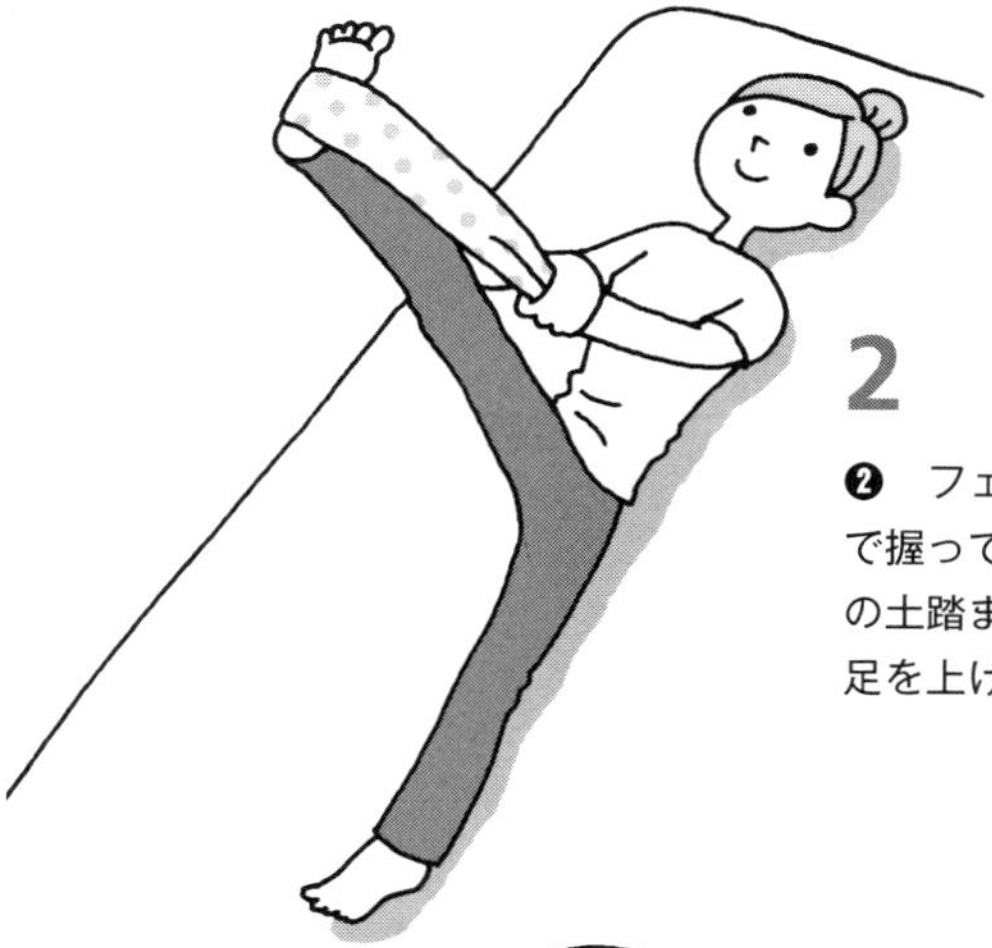

2

❷ フェイスタオルの両端を手で握って、タオルの中央を右足の土踏まずにかけ、そのまま右足を上げる。

3

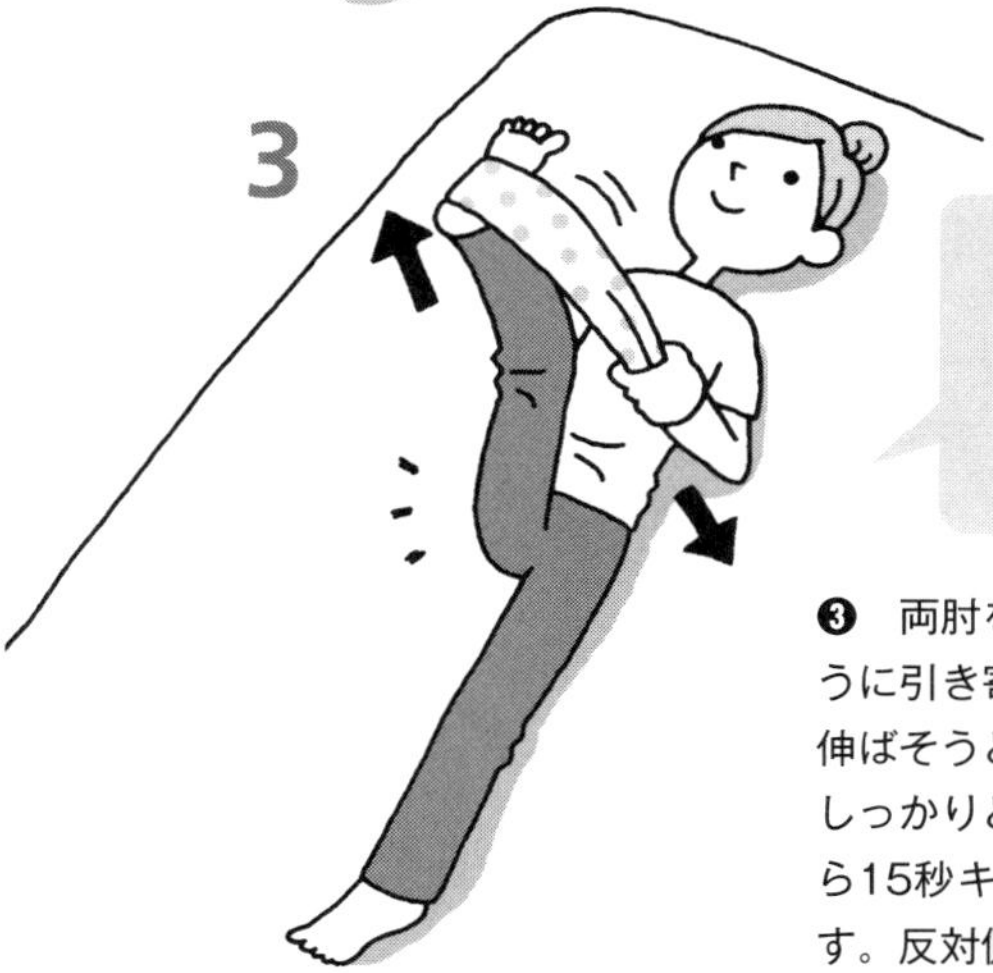

Check!

矢印のように腕は下に、足は上に伸ばす要領で、引っ張り合いができている？

❸ 両肘を曲げてタオルを自分のほうに引き寄せ、足はできるだけ上に伸ばそうとする。太ももの後ろ側がしっかりと伸びているのを感じながら15秒キープし、元の位置まで戻す。反対側の足も同様に行う。

慢性の腰痛に悩んでいる人

臀部のよみがえりストレッチ

以前は、腰痛は加齢が原因といわれていました。しかし最近では、20代の若者にも慢性腰痛を訴える人が増えました。これは老化だけでなく、日常生活での姿勢の悪さが関係しているためです。

「腰」は「月《にくづき》」に「要《かなめ》」と書き、身体の重要な部位を表していて、「腰が砕ける」「腰が抜ける」といえば、体が動かなくなる様子を表現しています。

慢性の腰痛は腰の下部（腰椎《ようつい》）に痛みを感じることが多いため、腰の筋肉が原因だと思っている人が多いようです。しかし本当は、腰ではなく、お尻の筋肉が縮んでかたくなったことが原因です。

図17を見てください。お尻にはメインの大臀筋《だいでんきん》と中臀筋《ちゅうでんきん》、その深部に隠れている梨状筋《りじょうきん》などの大きな筋肉があり、身体を支える重要な役割を担っています。これらの筋肉がかたくなると、本来お尻で吸収されるはずの重さや衝撃などの負荷が、近く

図17　お尻の大きな筋肉

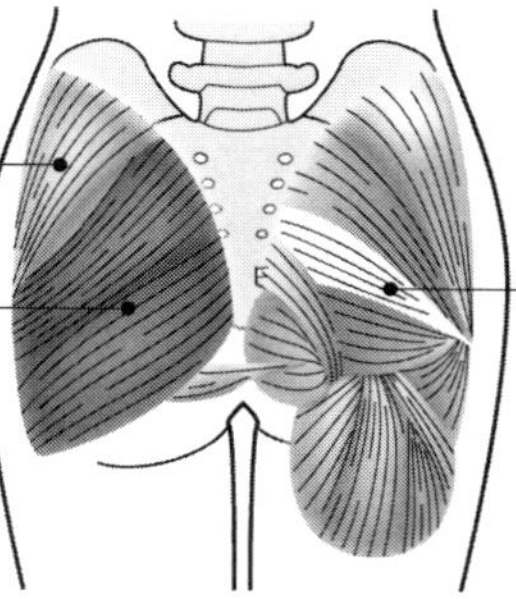

にある腰の筋肉にかかることになり、腰痛が発症します。

では、腰と足に挟まれたお尻は、腰の一部でしょうか？ それとも足の一部でしょうか？ 解剖学的には腰でもあり、足でもあります。そこで、当院では慢性的な腰痛に悩む患者さんには、腰はお尻から始まっていると考えて施術しています。じつは、お尻から腰や足をほぐすことで、腰痛は改善するのです。

慢性腰痛に悩んでいる人は臀部のよみがえりストレッチを行えば、痛みはずっとらくになります。ぜひ日課に加えてみてください。

臀部のよみがえりストレッチ　基本編

　お尻の大きな筋肉を伸ばして柔軟性を取り戻しましょう。臀部のよみがえりストレッチは、大臀筋はもちろんのこと、坐骨《ざこつ》神経の通り道にかかわる中臀筋や梨状筋などの筋肉も効率よく伸ばすことができます。

1

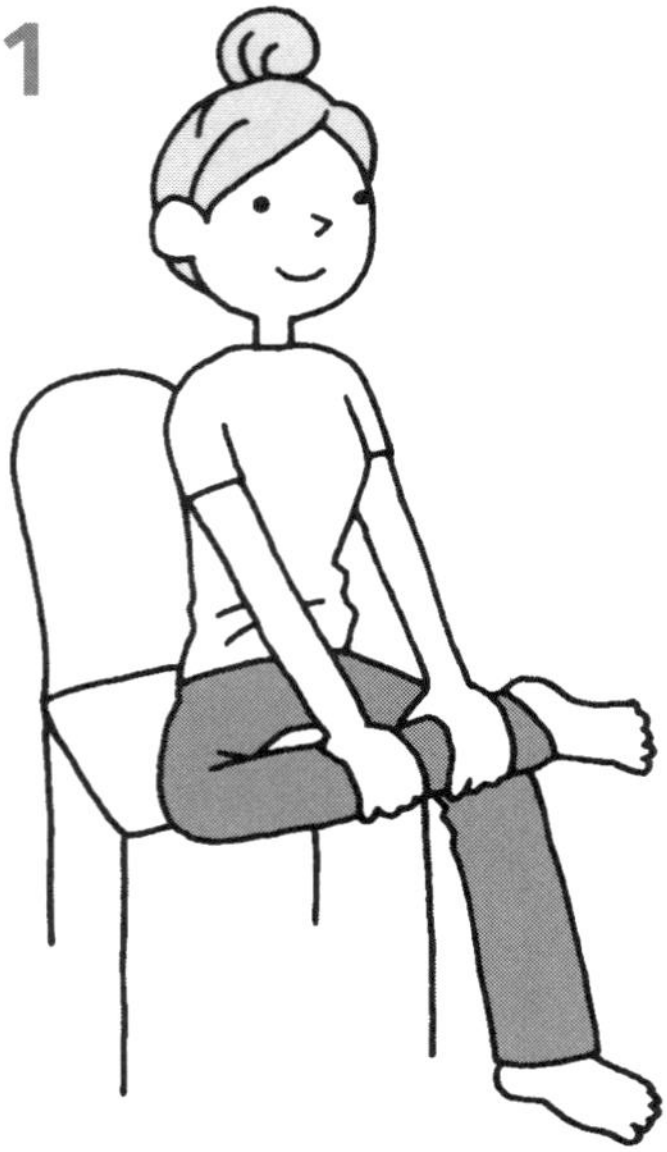

❶　椅子に浅く腰かけ、左膝の上に右足のくるぶしがくるように足を組み、両手で右足を押さえる。

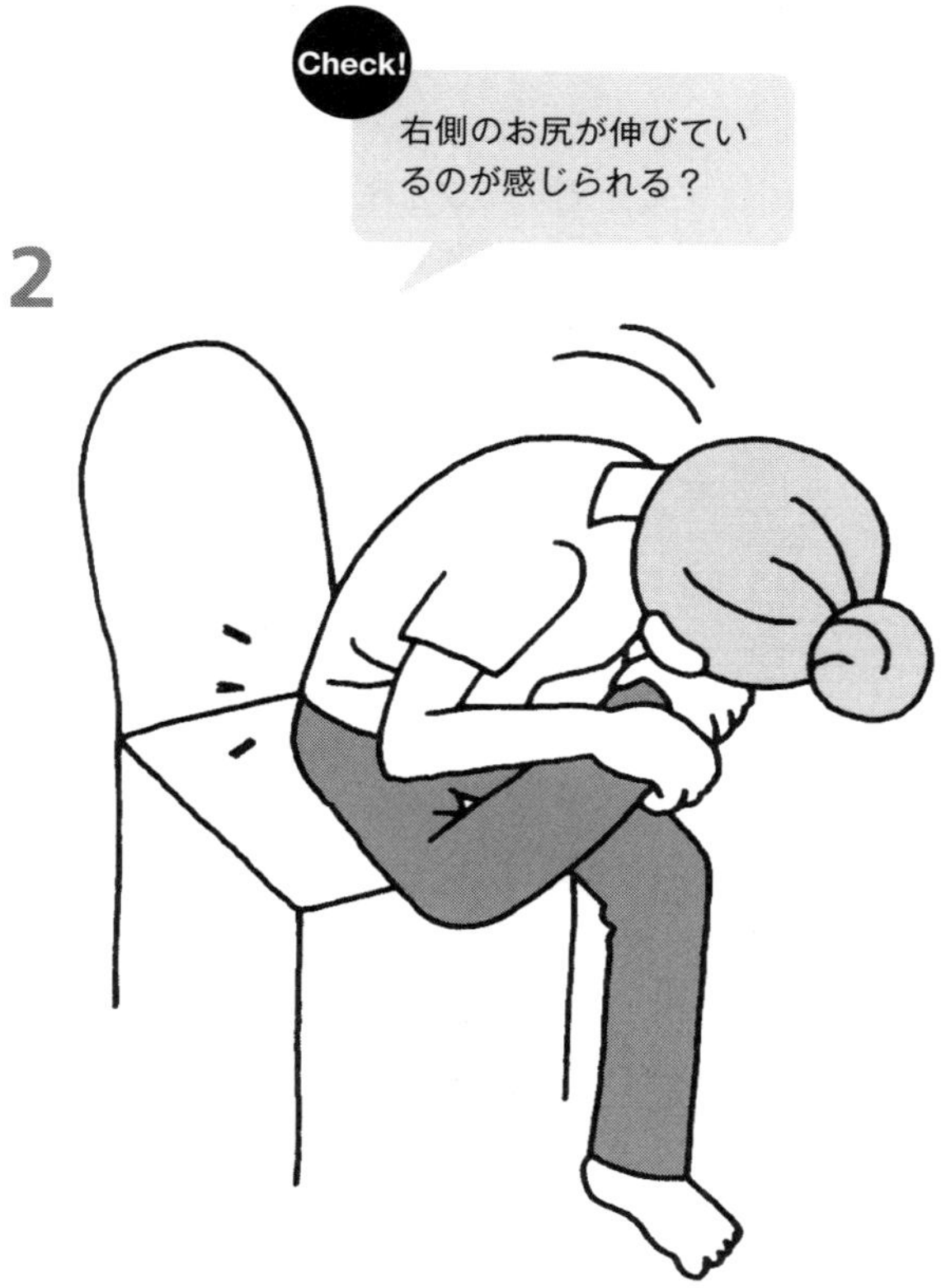
Check!
右側のお尻が伸びているのが感じられる？
2

❷　そのまま上体を前に倒して、右側のお尻が伸びているのを感じながら15秒間キープし、元の位置まで戻す。反対側の足も同様に行う。

臀部のよみがえりストレッチ　寝たまま編

少しむずかしいかもしれませんが、腰痛、とくに坐骨神経痛の人におすすめです。フェイスタオルを使ってお尻の筋肉群をゆるめ、痛みを改善しましょう。

関節に痛みが出る場合は、すぐに中止してください。

フェイスタオルの長い面を三つ折りにする。

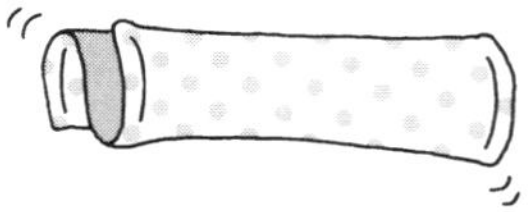

1

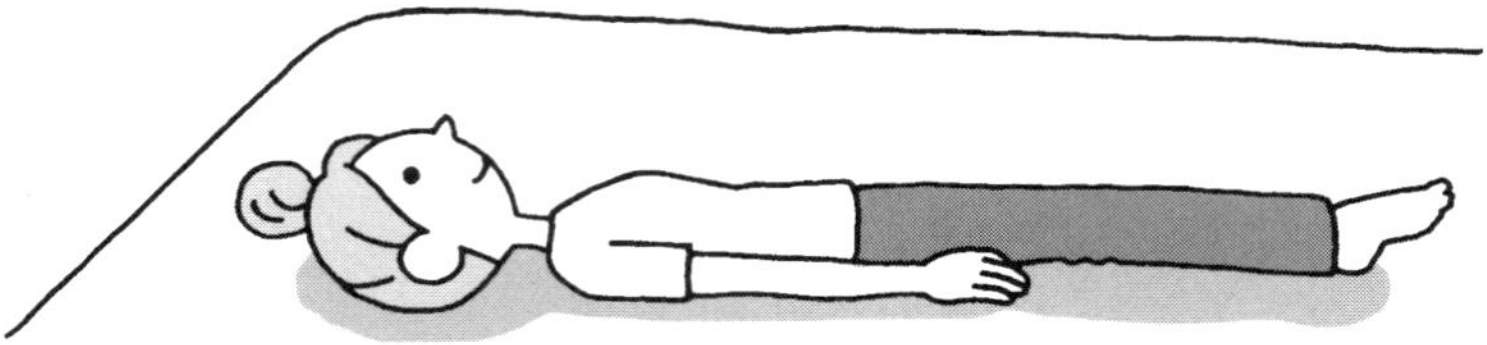

❶　フェイスタオルは長い面を三つ折りにする。ベッドや布団の上に仰向けになる。

2

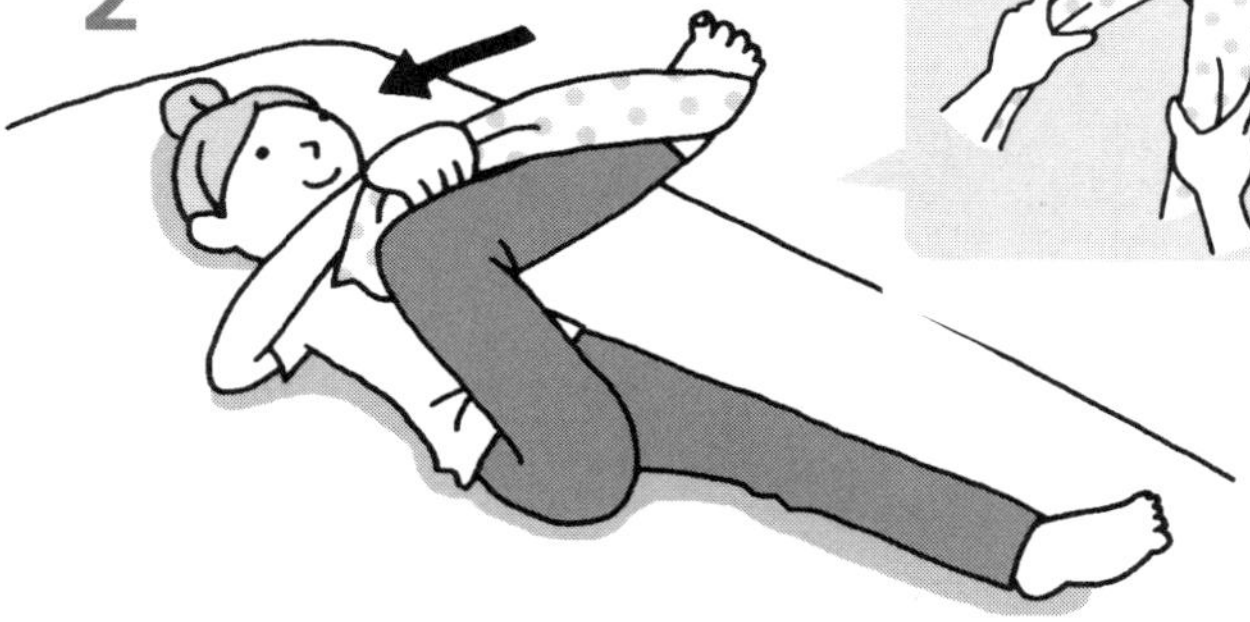

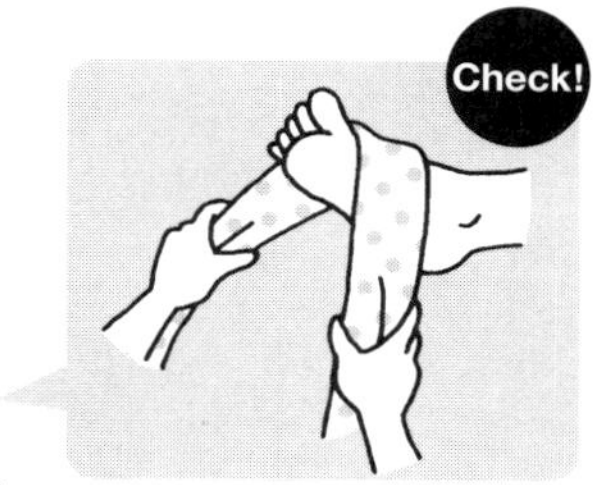

❷　フェイスタオルの両端を手で握って、タオルの中央を右足の甲にかけ、胸に足を近づけるような意識でタオルを手前に引く。

3

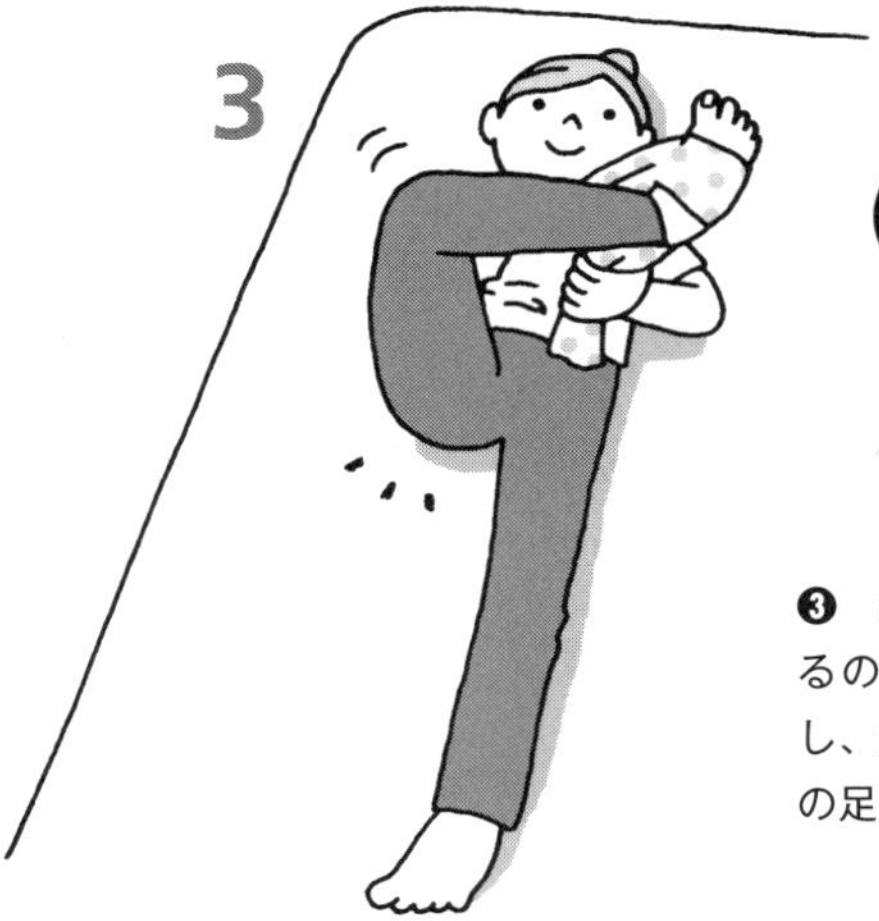

Check!

右のお尻の筋肉がしっかり伸びているのが感じられる？

❸　右のお尻の筋肉が伸びているのを感じながら15秒キープし、元の位置まで戻す。反対側の足も同様に行う。

老化・認知症・メタボ・ロコモ・サルコペニアを予防したい人、ダイエットしたい人

「よみがえり体操」＋「10分ウォーキング」

有酸素運動だから体脂肪を分解する

「よみがえり体操」を行ったあとに、10分間歩くことをぜひ毎日の生活習慣に取り入れてください。ダイエットしたい人やメタボを予防したい人には最適で、体脂肪が分解されやすくなります。

一般的に、脂肪といえば内臓脂肪や皮下脂肪がよく知られていますが、筋繊維の細胞内や筋繊維の間にも脂肪はあります。たとえば、高齢者に多いのは筋繊維の間に何層にも挟まった筋繊維外脂肪と呼ばれるもので、まるでケーキの「ミルフィーユ」のような状態です。筋繊維外脂肪の要因は肥満や運動不足といわれ、１０２ページで述べたサルコペニア肥満に直結することもあってやっかいな脂肪です。

筋力をアップさせ、なおかつ、このやっかいな脂肪を燃焼させるために最も効率的なのは、無酸素運動をしたあとに、有酸素運動をすることです。

なぜなら、通常の有酸素運動だけでは30分間運動しないと成長ホルモンが分泌《ぶんぴつ》されないといわれています。成長ホルモンは骨や筋肉の発達にかかわっていますから重要ですね。しかし、先に無酸素運動を行っておくとすでに成長ホルモンが分泌された状態です。この状態で有酸素運動をすると短時間でも効率よく運動できますから、体脂肪が分解されやすくなります。高齢者のダイエットはなかなか手強《てごわ》くて外側と内側からのアプローチが必要ですが、この2つが合わされば完璧です。「よみがえり体操」が身体の外側に働きかけるのなら、「10分ウォーキング」は身体の内側に働きます。

しかも、成長ホルモンは中高年では「若返りホルモン」とも呼ばれ、次のようなさまざまな効果が認められています。

- **基礎代謝の向上**
- **免疫機能の向上**
- **骨の強化**
- **肌のハリの回復**
- **生活習慣病の予防と改善**

これが、老化や認知症を予防したい人、メタボ・ロコモ・サルコペニアを予防したい人にも、「10分ウォーキング」をおすすめする理由です。

「10分ウォーキング」のポイント

当院の患者さんに「10分ウォーキング」をおすすめすると、たくさんの質問が返ってきます。

まず、一番多いのは「いつやったらいいですか」というものです。

「10分ウォーキング」は、できれば夕方4時以降に行うのがおすすめです。その理由は3つあります。

①夕方の時間帯は一日のうちでも体温が高く、筋肉や関節が柔軟なので転倒などのけがが起こりにくいのです。

②朝と比較して、夕方は成長ホルモンの分泌量が増えますので、夕方の運動は体力づくりの効果が期待できます。なお、成長ホルモンが不足すると肌や骨の老化促進はもちろんのこと、疲れやすかったり、意欲や集中力の低下、メタボになりやすかっ

たりします。

③夕方に運動をすることで交感神経が優位になります。すると、自然に夜には副交感神経が優位になりますから、就寝前はリラックスした状態がつくれます。

もしも夕方できないときは、朝行ってもかまいません。脳の活性化、便秘の解消、基礎代謝の向上などが期待できます。その場合は、バナナやヨーグルトなどの簡単な食事を摂ってから行うといいでしょう。もちろん、その前に「よみがえり体操」を済ませておくのがベストです。臨機応変でいいので、とにかく一日1回は実践しましょう。

2番目に多いのは「犬と散歩しているから大丈夫」とか、「10分くらいブラブラ歩きすればいいですか」などと、ウォーキング＝散歩と勘違いしている質問です。

残念ですが、犬の歩調に合わせて歩くような散歩や悪い姿勢でダラダラ歩くような散歩では、ウォーキングの効果は得られません。風景を楽しむような心のゆとりは大切ですが、歩くことに集中しましょう。

ウォーキングは途中で立ち止まったり、休憩しないで10分間歩き続けることが大事です。できれば、信号のない道路を選ぶのがいいですね。もし、信号待ちがあるときはその場で足踏みをしてください。

3番目に多いのは「雨の日もウォーキングするのですか」という質問です。雨の日は足元も悪いので、転倒の危険があります。運動は継続することが大事ですから、そんな日は無理せず、「10分ウォーキング」は休みましょう。

ただし、家の中で「よみがえり体操」や「よみがえりストレッチ」はできます。痛みや気になる部分の「よみがえりストレッチ」を行うのがおすすめです。一日1回は運動する習慣を守りましょう。

次に「10分ウォーキング」のポイントをまとめました。図18（140ページ）とともに、ぜひ歩くときの参考にしてください。

①96ページを参照して、正しい立ち姿勢を確認しましょう。

②歩くときは、太ももの後ろ側（ハムストリングス）に力を入れて、一歩をできるだけ大きく踏み出します。歩幅の目安は82ページを参照してください。慣れないうちはハムストリングスに力を入れるのがむずかしいかもしれませんが、根気よく続け

れば意識しなくても歩けるようになります。これでハムストリングスが鍛えられて、自然と背筋が伸びた姿勢になります。

③すり足にならないようにできるだけ足を高く上げて、かかとから着地し、つま先に体重を移動させ、最後は親指のつけ根で蹴《け》るように歩きます。できるだけ早足で歩き、腕は前後に大きく振りましょう。目線は少し前方を見るようにすると姿勢が崩れません。ただし、転ばないように注意してください。

ポイントがわかったら、早速、ウォーキングに出発しましょう。

図18 「10分ウォーキング」のポイント

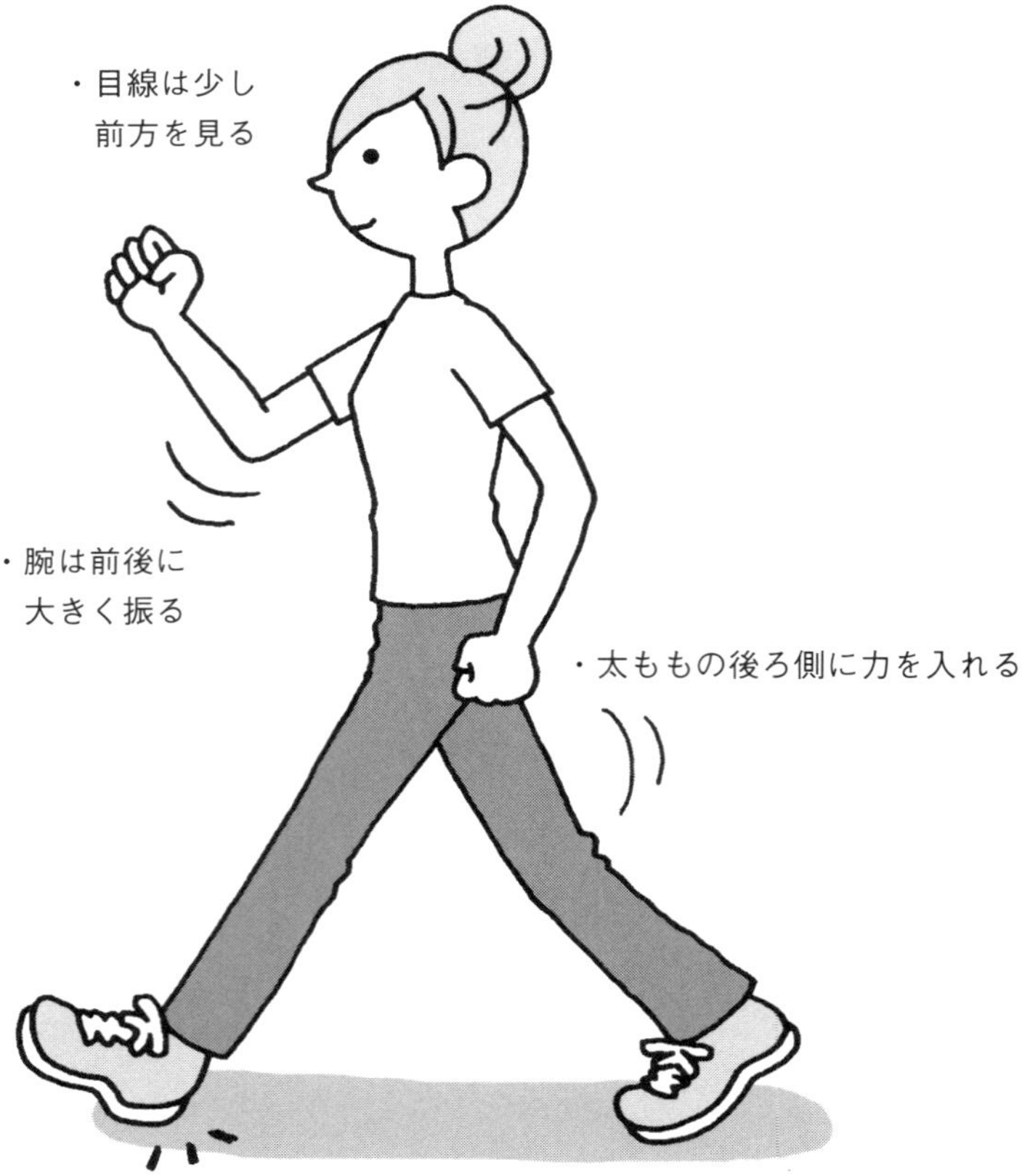
・目線は少し
前方を見る
・腕は前後に
大きく振る
・太ももの後ろ側に力を入れる

・一歩をできるだけ大きく踏み出す
・かかとから着地し、つま先に体重を移動させ、
親指のつけ根で蹴るように歩く
・できるだけ早足で歩く

第４章

お悩み解決！「よみがえり体操」Ｑ＆Ａ

この第４章では、「よみがえり体操」のことをもっとよく知っていただくために、患者さんからよく聞かれる質問や疑問、相談などをもとに、できるだけわかりやすく答えていくことにします。きっとあなたのお悩みのお役に立てるはずです。

Q1

仕事で車に乗っている時間が長く、健康診断でメタボ予備軍といわれました。メタボに進むのをストップできる方法があったら教えてください。（40代・男性）

A1

メタボを予防するにはダイエットが早道です。ダイエットするには暴飲や暴食を改め、栄養バランスのよい食事を規則正しく摂ることが重要です。でもじつは、食事だけではダイエットは期待できません。やせるには運動が不可欠なのです。

そこで、ダイエットには「よみがえり体操」＋「10分ウォーキング」（134ページ）がおすすめです。忙しくて時間が取れないという人なら、たとえば通勤は一駅手前で降りて会社までウォーキングするなどと工夫できることはあります。

また、車を長時間運転する人は座り通しのため、慢性腰痛がとても多いのです。アクセルとブレーキのペダルを右足で踏み続けるために、右足の股関節《こかんせつ》が屈曲状態ですから、右股関節だけに痛みを訴える人もいます。あなたも心あたりがあるのでは？

慢性腰痛なら「臀部《でんぶ》のよみがえりストレッチ」（128ページ）、股関節痛なら「大《だい》腿《たい》四《し》頭筋《とうきん》のよみがえりストレッチ」（114ページ）で痛みを改善できます。

Q2 もうすぐ定年です。リタイアしたら、散歩を日課にするつもりです。散歩で足腰は十分鍛えられますよね？（60代・男性）

A2 中高年になると、かかりつけ医の先生などから「散歩をしてください」と有酸素運動をすすめられる人がいます。この場合の有酸素運動の目的は生活習慣病の予防や改善であって、足腰を鍛えるためではありません。

そこで、せっかく有酸素運動をするのであれば、散歩ではなくて「よみがえり体操」＋「10分ウォーキング」（134ページ）がおすすめです。散歩はつい運動しているつもりになってしまっていますが、散歩とウォーキングはまったく異なります。

「よみがえり体操」で足腰を鍛えて筋力をアップしましょう。「10分ウォーキング」はエネルギーを消費しますからメタボの予防や改善ができます。さらに大股の少し早足で歩きますから心臓や肺はもちろんのこと、筋肉や骨なども総動員され、ロコモや認知症も予防できます。もしも、ゆっくりしか歩けないという場合は、心臓や肺に疾《しっ》患《かん》や障害が生じている可能性もあります。一度病院で検査を受けてみてください。

Q3

80歳の母は骨粗鬆症《こつそしょうしょう》です。娘の私は50代ですが骨粗鬆症が遺伝するか心配です。飽きっぽい母と二人で続けられる運動があれば教えてください。（50代・女性）

A3

母と娘は体質が遺伝しますし、環境も同じですから食事の嗜好《しこう》や生活習慣も似ているはずです。母親が骨粗鬆症の人は娘さんも気をつけたほうがいいでしょう。

お母様の骨粗鬆症の進行をストップさせるとともに、ご自分の骨粗鬆症を予防するには、骨に適度な負荷がかかる「よみがえり体操」がぴったりです。

高齢になると運動の習慣をつけるのはむずかしいといわれます。でも、「よみがえり体操」なら簡単にできますから、飽きっぽい人でも続けられます。

そうはいっても一人では継続できずに挫折《ざせつ》してしまう人もいます。そんな人には、家族や夫婦、親子、デイサービスなどで誰かと一緒にやることをおすすめします。ぜひ母娘で一緒にやってください。

「よみがえり体操」ができた日は、巻末のセルフチェック表に記入しましょう。これが案外大きな励みになります。

Q4 肥満体型の友人から「あなたはやせ過ぎ。ロコモになるわよ」といわれ、ショックです。ロコモは太った人がなるんですよね？
（70代・女性）

A4

ご友人は「私はふくよかだからメタボに注意が必要だけど、ロコモの心配はないみたい。しかもちょい太の人は長生きするらしい。ラッキー！」と思っているのかもしれませんね。でも、これは間違いです。ロコモは誰にでも起こる可能性があり、とくにやせ過ぎや太り過ぎの人は注意が必要です。

なぜなら、やせている人は骨にかかる負荷が少ないため、骨が弱くなりがちで骨粗鬆症の危険があります。骨粗鬆症はロコモの原因となる病気の一つです。

一方、太っている人はやせている人に比べると骨粗鬆症にはなりにくいことは事実です。でも、肥満は股関節や膝関節に大きな負担がかかり、関節の軟骨《なんこつ》がすり減りますから、歩行が困難になります。こちらもロコモ街道まっしぐらです。そこで、ご一緒に「よみがえり体操」＋「10分ウォーキング」（134ページ）をするのがおすすめです。このセットは今のお二人にぴったりの運動です。

Q5

孫から「おじいちゃん、もっと早く歩いてよ」といわれました。自分では一生懸命歩いているつもりですが、足が思うように前に出ません。どうしたらいいですか？

（70代・男性）

A5

かわいいお孫さんからの言葉は心にぐさっと刺さりますね。高齢になると足の筋力が衰えるために「自分ではがんばって一生懸命歩いているつもりなのに、後ろから来た人にどんどん追い抜かれてしまって、悲しい」という声をよく聞きます。

でも、安心してください。足の筋力をアップさせるには「よみがえり体操」と「大腿四頭筋のよみがえりストレッチ」（114ページ）を日課にしましょう。さらに、お孫さんと同じ速さで歩きたいと思うのなら、「よみがえり体操」のあとに「10分ウォーキング」（134ページ）もおすすめです。毎日続ければ、遠からず、早足で歩けるようになります。

「いずれ誰でも老いる」ということを、身をもってお孫さんに見せてあげるのも家族の大事な役目です。いくつになっても若々しい身体を心がけてくださいね。

Q6 「よみがえり体操」って、いつやればいいですか？　朝は時間がないし、昼間は仕事、夜はすぐに眠たくなってしまいます。

（50代・女性）

A6 この質問も多いですね。みなさん、運動しないことのいいわけとして、忙しいことを口にします。「運動している暇がまったくない」といいきる人もいます。

でも、誤解を恐れずにあえていわせていただくと、運動したい人はどんなに忙しくてもやりますし、運動したくない人は時間があってもやりません。ご自分の健康に関心があったり、身体をいたわる心があるかどうかです。

「よみがえり体操」は、いつやってもかまいません。椅子さえあればどこででも簡単にできます。時間も短時間で済みます。やらない理由を考える前に、身体を動かしましょう。人間は不思議なもので、しばらくやり続けると習慣になります。患者さんの中には、「よみがえり体操」をやらないと忘れものをしているようで気持ちが悪いとか、一日が終わった気がしなくて落ち着かないという人もいます。

ぜひ、巻末のセルフチェック表を活用して、習慣化を目指しましょう。

Q7 最近、90歳の父の足腰が目に見えて弱ってきました。「よみがえり体操」で足腰を鍛えたいのですが、父にもできますか？
（60代・女性）

A7
もちろん、できます。お父様のような人にこそやってほしいと思って考案した運動です。すでに述べたように、何歳であっても筋肉は鍛えられます。

できればご自分もやってみてください。この運動は転倒の危険がありませんから、高齢者が一人でやっても安心ですが、高齢になると新しいものに挑戦する意欲が起こりにくくなります。でも、娘さんと一緒なら絶対にやりたくなるはずです。

足腰の弱った人は、最初は30回やるのは大変かもしれません。その場合は、できる回数でかまいません。とにかく習慣化し毎日続けることを目標にしましょう。慣れてきたら自然と回数を多くできるようになります。意欲が戻ったら、次は「大腿四頭筋のよみがえりストレッチ・寝たまま編」（118ページ）に挑戦しましょう。さらに足腰の筋肉に柔軟性がつき、日常生活で立ったり座ったりはもちろんのこと、歩くのがらくになります。

Q8 両足とも人工膝関節の手術をしました。「よみがえり体操」をやっても大丈夫ですか？（60代・女性）

A8 手術直後であれば、まずは担当医に相談してみてください。最近は、人工膝関節の置換は手術の翌日からリハビリをするようですね。最初のリハビリが成功するか否かで、その後の人工膝関節の定着率が変わるともいわれています。以前のように傷口が塞《ふさ》がるまでベッドで寝てばかりでは、筋力が一気に落ちてしまいます。それを防ぐためにも、車椅子に乗ることからリハビリを始めます。

手術直後でなければ、「よみがえり体操」はもちろん行っても大丈夫です。むしろ日常生活の習慣として積極的に取り入れてください。膝関節を包み込んでいる筋肉を鍛える効果がありますから、膝関節にかかる負担を軽減できます。しかも、歩行に必要な筋肉を丸ごと鍛えられますから、らくに歩けるようになります。

筋力をアップして外に出ようというその気持ちは尊く貴重です。これが生きる意欲につながります。

Q9 介護や子育てで忙しくて、運動がなかなか続けられません。簡単にできてやせられる運動を教えてください。（40代・女性）

A9 当院の患者Aさんのお話をしましょう。あなたと同じようにAさんも介護をしながら子育てに追われる日々です。ある日の施術で「身体がなまっていくのがわかるし、朝からすでに疲れています」と訴えてきました。その場で「よみがえり体操」を一緒に行ったところ、「簡単だから毎日続けられそうです」といってくれました。

翌月の施術で「朝は身体がらくですし、夜も疲れたと思わなくなりました。親の介護をしていて、無意識のうちに私もいずれ介護される側になるかも、子どもたちに迷惑をかけたくないと思っていたのです。でも、身体が元気になったら、心配しても仕方ない、今をがんばろうと前向きになりました」と話してくれました。Aさんは体重が1kg減り、体脂肪率は27％から24％へ減少しました。身体だけでなく心も軽くなったのだと思います。あなたも「よみがえり体操」で心身をリフレッシュしませんか。「10分ウォーキング」（134ページ）を加えればダイエット効果もあります。

Q10 毎日5時間スーパーでレジのパートをしています。立ちっぱなしなので足のむくみがつらいです。むくみを解消できる方法はありますか？

（30代・女性）

A10

朝と夕方では足の太さが違うほどむくんでしまう人がいますが、あなたはいかがですか？　むくみには、病気やけがなどから生じるものと、塩分の摂り過ぎや睡眠不足、運動不足や立ちっぱなし、座りっぱなし、ホルモンバランスの乱れや代謝の低下などが原因となる一次的なものがあります。足のむくみは下半身に水分が溜まっている状態ですから、冷え性もきつくなります。病的なむくみに心あたりがないなら、「よみがえり体操」でその日のうちに解消しましょう。「大腿四頭筋のよみがえりストレッチ」（114ページ）や「10分ウォーキング」（134ページ）もおすすめです。

キャビンアテンダントの患者さんも飛行機の中では立ち仕事がほとんどですから、フライト後は足がパンパンにむくんでしまうといいます。下半身のむくみと冷え性を改善するためにスクワットを行っているそうですが、スクワットよりらくにできて同じ効果が得られる「よみがえり体操」をおすすめしました。

Q11 20代でも「よみがえり体操」をやってもいいですか？（20代・女性）

A11 もちろんです。当院の患者さんにも若い世代の人はたくさんいます。「目の前の仕事に追われていて運動をする暇がありません。生活も不規則ですから、どうしても太ってしまいます。いい運動はありませんか」という相談も多いのです。

以前の僕であれば、この質問に対しては生活環境の見直しをアドバイスしていました。でも、患者さんは生活環境を変えられないから困っているのですよね。そのことに気づいた今は「よみがえり体操」をおすすめしています。

患者のIさんもその一人です。1ヵ月後の施術で「短時間でできるので、会社の中でも時間を見つけてやっています」といいながらセルフチェック表を見せてくれました。体重が3kgも減り肌もツヤツヤしています。「身体を動かすことが好きだったので、会社でのストレスもこの体操で解消できています。夜もぐっすり眠れます」とうれしい報告も受けました。最初は高齢者のために考案した「よみがえり体操」ですが、年齢に関係なく効果はあります。若い世代にも「よみがえり体操」はおすすめです。

Q12

背中が丸くなってしまいました。病院では「背中を伸ばしましょう」といわれます。でも、できません。どんどん丸くなりそうで心配です。（80代・女性）

A12

背中の椎間板《ついかんばん》の形が遺伝するのか、生活習慣が似ているからなのかはわかりませんが、両親のいずれかが背中が丸い場合、子どもも丸くなる可能性があります。

僕も昔は、同じような注意をしていました。でも、多くの患者さんを施術して、丸い背中は椎間板の間が狭くなっているので、自分では伸ばしたくても伸びないことがわかりました。意識だけでは背中を伸ばすことはできません。

そこで、背中の丸い患者さんには椅子に座ってもらい「お尻の穴を締めて、太ももの後ろにしっかり力を入れてください」とアドバイスします。これで背筋は伸びますので、ぜひ試してみてください。

姿勢を矯正《きょうせい》しようと無理をすると、圧迫骨折を起こすことがあります。圧迫骨折は丸背の原因になります。圧迫骨折の多くは骨密度が低下しているために起こりますので、骨密度が低下して骨粗鬆症になっていないか検査するのもいいでしょう。

おわりに

本書を手にとっていただき、本当にありがとうございます。

みなさんもご存じのように日本は世界一の長寿国です。さらに、医療技術の進歩や充実した介護を受けられることもあって、やがては平均寿命が100歳に到達する時代がくることも推測されています。つまり、この国はこれまで人類が経験したことのない超高齢化社会に直面しているといえるのです。

僕には真宗大谷派の僧侶としての顔もあります。そこで、仏教的な視点から少しお話しします。仏教の経典『無量寿経《むりょうじゅきょう》』の中には「殃病《おうびょう》」について書かれたくだりがあります。「先被殃病、求死不得、求生不得（まず殃病を被《こうぶ》りて、死を求むるも得ず、生を求むるも得ず）」。これは「災《わざわ》いとして病《やまい》が被《おお》い、死ぬに死ねない、生きるに生きられない」という意味です。

身体のどこかに痛みを抱えた高齢者の中には、「早く死にたい」「もう長生きしたくない」という人もいます。本来、命は絶え間なく受け継がれていくものであり、死もまた、次の生へとつながる大きな意味をもっています。人は、この生と死の意味を見失ったとき、どのように生きていけばいいかわからなくなってしまうものです。これは、「殃病」という言葉に重なります。

しかし、『無量寿経』には「殃病」のあとに「精進《しょうじん》」という言葉が紹介されています。精進とは「一心に向かい真面目《まじめ》に努力すること」の意味で、日々の生活の中で真面目に努力している姿は、その姿を見た人へと受け継がれます。大事業や立派なことなどなさなくても、淡々と努力し続けることは未来を形づくります。

僕の住む神戸では、介護が必要なたくさんの高齢者に「よみがえり体操」を実践していただいています。そこでは、少しの運動でも毎日続けていれば身体は必ず応《こた》えてくれ、奇跡を起こすと再確認できました。まさに精進の賜物《たまもの》です。この事実に、僕は発信することの大切さと勇気をもらいました。

そこで神戸だけでなく、日本中の高齢者のみなさんと若い世代のみなさんにもこの有効な「よみがえり体操」を実践していただきたいと考え、本書を上梓《じょうし》することにいたしました。

高齢者は、健康のために身体をいたわることは大事です。でも、身体をいたわることと社会活動ができなくなることは、まったく別のことです。社会活動には積極的に参加しましょう。

腰を浮かせるだけの「よみがえり体操」は、運動の習慣がない人にこそおすすめです。世界で一番簡単ですからいつでも、どこでもできます。一心に向かい真面目に努力する人が増えれば、超高齢化社会の新たな波になると考えています。

最後になりましたが、スクワットをご教示いただいたプロキックボクサーでスポーツトレーナーの上杉文博先生、高齢者問題で助言をくださった支援相談員の蓮井玉恵さん、デイサービスで健康管理をしてくださる看護師の竹宮章子さん、本書の編集をご担当いただいた講談社の岡部奈央子さんと成保江身子さん、そして、ご協力いただいたすべての方々に、この場を借りて深くお礼を申し上げます。

生き様を通して人生を教えてくれる二人の母へ、心より感謝を込めて。

著者

記入例

「よみがえり体操」セルフチェック表

名前　講談はな子

2016年　8月の目標！

> 毎日続ける
> 体重を落とす

1ヵ月後の次の変化をチェックしましょう

＊痛みの変化（痛い部分　腰と膝　）
（改善した）・変わらない・悪化した

＊体重の変化（ 61 kg→59.5kg）

＊血圧の変化（最高血圧 135 mmHg→ 105 mmHg）
（最低血圧 97 mmHg→ 78 mmHg）

＊歩行の変化
（歩きやすくなった）・変わらない

＊生活の変化
（らくになった）・変わらない

カレンダーの使い方
- 日にちを書き入れて、今月のカレンダーをつくりましょう
- 「よみがえり体操」を行った日は○をつけましょう
- 「よみがえりストレッチ」も行った日は◎をつけましょう
- 「10分ウォーキング」もできた日は☆をつけましょう

・継続したりみんなで行えるように、この表はコピーして使いましょう
・痛みが生じたり強くなったりしたら、すぐに中止してください

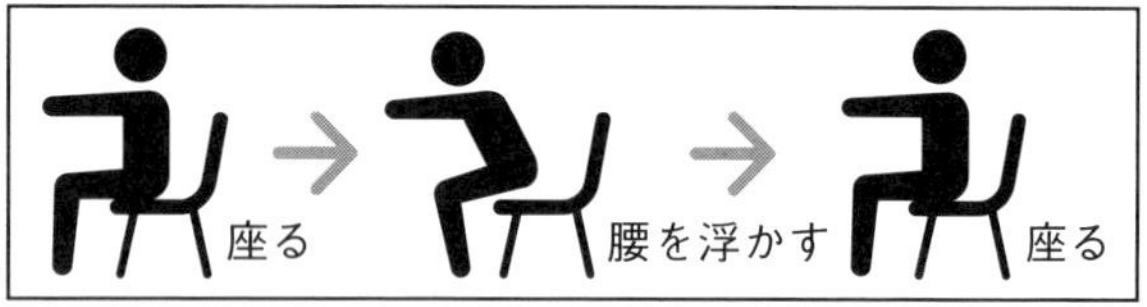

1日＝30回×3セット行う

日	月	火	水	木	金	土
	○1	○2	3	◎4☆	◎5	○6☆
○7	8	◎9	○10☆	○11	○12	13
◎14	◎15☆	○16☆	17	○18	19	○20
○21	22	○23	◎24☆	○25	○26	○27
◎28	29	○30	◎31			

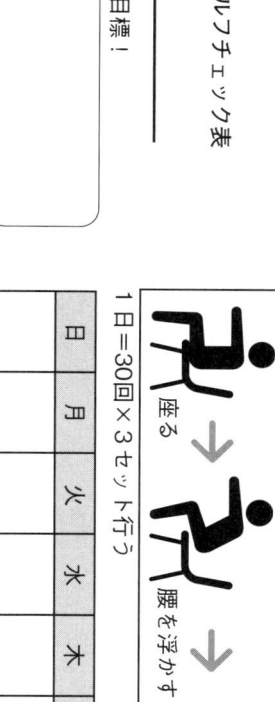

「よみがえり体操」セルフチェック表

名前

年　　月の目標！

1ヵ月後の次の変化をチェックしましょう

＊痛みの変化（痛い部分　　　　　　　）
改善した・変わらない・悪化した

＊体重の変化（　　kg→　　kg）

＊血圧の変化（最高血圧　　mmHg→　　mmHg）
（最低血圧　　mmHg→　　mmHg）

＊歩行の変化
歩きやすくなった・変わらない

＊生活の変化
らくになった・変わらない

カレンダーの使い方

- 日にちを書き入れて、今月のカレンダーをつくりましょう
- 「よみがえり体操」を行った日は○をつけましょう
- 「よみがえりストレッチ」も行った日は◎をつけましょう
- 「10分ウォーキング」もできた日は☆をつけましょう

- 継続したりみんなで行えるように、この表はコピーして使いましょう
- 痛みが生じたり強くなったりしたら、すぐに中止してください

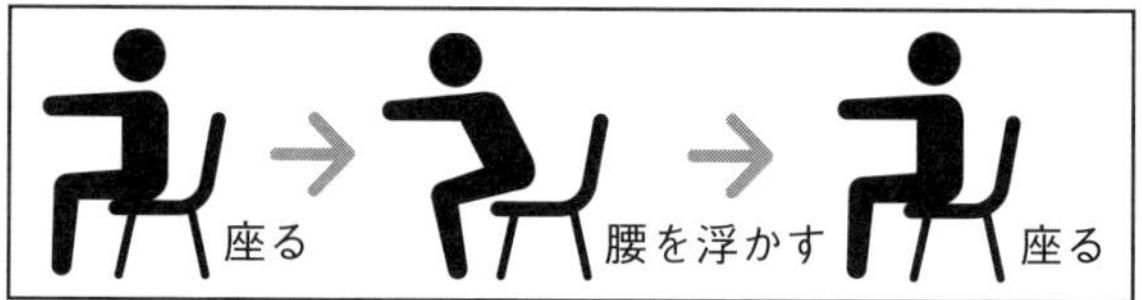

1日＝30回×3セット行う

日	月	火	水	木	金	土

鄭 信義（チョン・シニ）
1982年、兵庫県に生まれる。整体師。「リラクゼーションサロン　御影フィール」院長。指圧師に師事した後、専門学校にて学術的な知識を深める。さまざまな店舗で店長を務めながら、専門学校で非常勤講師としても活躍。「ストレスの緩和」を目的としたリラクゼーションサロンを神戸市に開院し、14年間で2万人以上の施術をしている。東京や海外からも患者が押し寄せ、常に1年以上先まで予約が埋まるほどの人気。現在は高齢者の寝たきりの予防、終末ケアなどにも取り組んでいる。真宗大谷派僧侶。
著書に『〝スマホ首〟があらゆる不調を引き起こす！　30秒ストレッチで簡単改善』（講談社）、監修書に『30秒ストレッチで楽になる!　スマホ首のほぐし方』（宝島社）がある。

編集協力　成保江身子

講談社の実用 BOOK

痛《いた》みがとれる！　血圧《けつあつ》が下《さ》がる！　認知症《にんちしょう》予防《よぼう》！

奇跡《きせき》の腰《こし》浮《う》かせ

2016年8月25日　第1刷発行

著　者────────鄭《チョン》 信義《シニ》

発行者────────鈴木 哲
発行所────────株式会社 講談社
〒112-8001　東京都文京区音羽2-12-21
編集　☎03-5395-3529
販売　☎03-5395-3606
業務　☎03-5395-3615

装　丁────────千葉さやか（Panchro.）
本文イラスト─────水口アツコ、須藤裕子
本文組版───────朝日メディアインターナショナル株式会社
印刷所────────慶昌堂印刷株式会社
製本所────────株式会社国宝社

定価はカバーに表示してあります。ISBN978-4-06-299855-0